70歳でボケる人、110歳まで元気な人

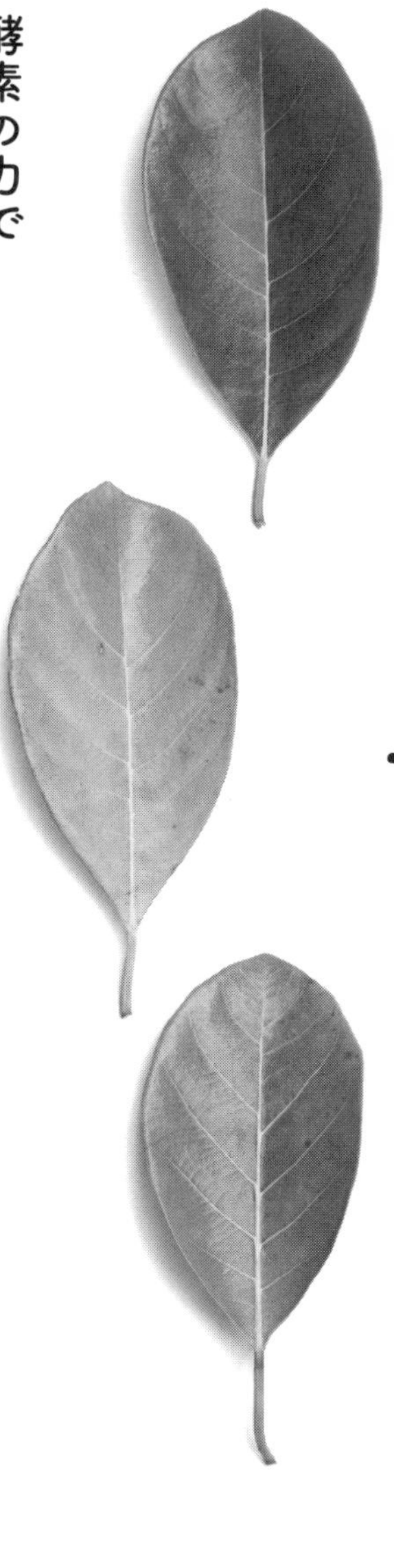

酵素の力で脳も身体もこんなに変わる!

医療法人社団森愛会
鶴見クリニック理事長
鶴見隆史 著

かざひの文庫

はじめに

日本では、赤ちゃんの数が年々減りつづけています。いっぽうで、年寄りの数は増えつづけています。とくに近年、「老年人口」は爆発的に増えています。

その理由は、戦後すぐに生まれた、いわゆる「団塊の世代」（昭和22、23、24年生まれ）の人たちが、こぞって「老人」になってしまったからです。第一次ベビーブームに生まれたたくさんの可愛い赤ちゃんたちは、みんな70歳を超えたのです。

また、団塊ほど多くはありませんが、「準団塊の世代」（昭和25～31年生まれ）の人たちも、次々と「老人」の仲間入りをしてきます。

そうなると、日本は極端に頭でっかちの人口構成になります。

そこで問題になるのは、この膨大な人数の「老人」たちの健康です。

たしかに日本の平均寿命は世界一です。

女性は87・３２歳、男性は81・２５歳（２０１９年厚生労働省発表より）。

ひじょうに長寿になりました。

それは結構なことかもしれません。しかし、若いうちから呆《ぼ》けてしまい、呆けたまま長生きする人もいます。いまの日本では、この傾向がきわめて強いのです。２０２５年になると、日本の認知症の人数は、７００万人になると国が発表しました。

つまり「呆けたまま長生き」という人が、どんどん出現してきたのです。

平均寿命は世界一でも、呆け人間ばかりの世界一なのです。

これは大問題です。


「老人になれば誰もが呆けるじゃないか？」と思う人もいるかもしれません。

その通りで、実際、日本人の健康寿命は大変に低い。

女性は、74歳くらい。

男性は、72歳くらい、と言われています。

健康寿命とは「その歳まで健康だった」という指標です。

健康寿命の歳を過ぎたら、「呆けてしまう」か、「呆けて寝たきり」か、「病気で寝つくか」になってしまうことを現しています。

つまり、「死んだも同然」の状態になることが「健康寿命」なのです。

いまの日本はそのような、呆けて寝たきりの老人だらけなのです。
健康寿命の低さがそれを現しています。

もちろん、すべての人がそうではありません。健康を保ち、まったく呆けず、100歳以上生きるすごい人もけっこうな人数で存在します。

私なら、かようなパターンで生き、死ぬときは寝ているうちにあの世に逝きたいと思います。そして、このパターンが理想的と、私は考えます。

もっと理想的なことを付け加えると、「生きている間に少しでも人類に貢献した」という事実があるとよいと思います。しかし、これはなくても構いません。

逆に、避けたいのは「呆けて寝たきりで長生きすること」ではないでしょうか？

私なら、呆けてしまうなら、その時点で死にたいと思います。

呆けて寝たきりがよくないのは、周りの人（家族やその他）に多大な迷惑をかけること、経済も圧迫すること、生き甲斐や生産性がなくなることだと思っています。

私は71歳ですが、呆けて30年も生きることは、想像するだけで耐えられません（いまではあらゆる治療や対策をすれば、時には「胃ろう」をしたりして、呆けても長生きすることが可能になりました）。

私は、せめて100歳、できれば110歳まで、呆けずに健康で長生きして活動をしたいと考えます。

さて、それが理想的な生き方ならば、それを実現するにはどうすればよいか？です。

その方法や秘訣は、もちろんあります。

なぜ長命でも呆けないか、のエビデンス（根拠）もあります。

今回の本では、そのような「呆けずに健康で長生きするための秘訣」を書きました。

反対に、「どんなことをしたら70歳で呆けてしまうか」も書きました。

呆けずに健康で長生きしたい人の必携の書になったと確信しています。

ぜひ、お読みになってその秘訣をつかみ、長生きしてほしいと念願します。

70歳でボケる人、110歳まで元気な人　目次

その四　病気や呆けの真因②　糖化の害はおそろしい——75

その一

健康で長生きするか、呆けて早死にするか

どうすれば病気にならないか？　呆けずに健康な体で長生きできるか？
という話に入る前に、考えてもらいたいことがあります。
「わが身に降りかかること」として読んでみてください。

日本人の長生きは本当にめでたいのか？

「世界一の長寿国」と言われるように、日本の平均寿命は年々延びています。
そして、多くの人は寿命が延びたことを喜んでいます。
でも、それは本当に喜ばしいことなのでしょうか？
ここでは、ちょっと悲しい現実をお話ししたいと思います。
２０１９年の時点で、日本人の寿命は、次のように発表されています。
女性　87・３２歳

男性　81・25歳
この数字を見ると多くの人（女性の場合）はこんなふうに思います。

「私はいま70歳だから、あと17年くらいは生きられるのね……」

でも、そんなにうまくはいきません。

なぜなら、死ぬまえに「健康寿命」がくるからです。


みなさんがよく目にする寿命は「平均寿命」と呼ばれるものです。

簡単に言うと「おおよそこの年齢くらいまで生きられそう」という予測数値です。

いっぽう「健康寿命」というものがあります。

「健康寿命」とは、簡単に言うと「健康でいられる年齢」のことです。

わかりやすく言うと、「その年齢までは元気だけど、それ以降は認知症や寝たきりになるなど、誰かの介助が必要になる年齢」のことです。

この健康寿命が、日本人はとても早いのです（２０１６年）。
女性　74・７９歳
男性　72・１４歳

これは「女性は74歳、男性は72歳までしか元気でいられない」ということです。

つまり、それ以降は、認知症になったり、病気で寝たきりになったりして、誰かの介助を必要としながら生きるということです。

もちろん、平均値なので、全員がそうなるというわけではありません。しかし数字だけ見れば、その期間が女性は13年、男性は9年もつづくことを表わしています。

これが「めでたい長寿社会」と言われる日本の現実です。

はたしてそれは本当に幸せなのでしょうか？

健康は誰が守るのか？

もちろん、全員が74歳や72歳で認知症や寝たきりになるわけではありません。亡くなる間際までずっと元気で「ピンピンコロリ」と逝く人もいます。

逆に、もっと長い期間、認知症や寝たきりの状態で過ごす人もいます。

みなさんは、どちらを望むでしょう？

天国に召されるその日まで、自分の頭で考えたり、活動できたりしたら最高です。

自分の足で立って歩き、自分の手で身の回りのことをし、口を動かして食事を味わい、友だちや家族とおしゃべりして笑い合う。

そうなるためには、どうしたらよいのでしょう？
それにはやはり健康でいることです。つまり病気にならないことです。
「具合が悪い」と病院に行けば、医師は薬を出してくれます。
病状がひどければ手術をして、悪い部分を切除してくれます。
だからそのときは一時的に痛みが取れたり、症状が収まったりします。
しかし、本当にそれで健康は戻ったのでしょうか？

治療によって、病気の症状が改善されたのは確かです。
しかしそれでは健康とは呼べない、と私は考えます。
なぜなら、症状は改善したかもしれないけど、病気の根本は治せていないからです。
だから多くの人は、ふたたび病気になります。

医学の進歩は、がんの治療技術も高めました。
おかげで、がんの5年生存率は64％にもなっています（国立がん研究センター発表）。

死の病とされたがん患者の生存率が高まり、5年後も6割以上の人が生きている。
これはとても喜ばしいことです。
しかし、そもそもがんにならなければ、もっとよかったはずです。
それなのに、がんになる人は、年々増えているのです。

病気は誰がつくるのか？

1900年頃の日本では、死因の1位は肺炎や気管支炎でした。
その後1935年から1950年までは、結核が1位になります。
かつての日本では、死因の上位はいつも肺炎や気管支炎、胃腸炎、結核でした。
これらの病気は、いわゆる感染症です。
ウイルスや細菌が原因で、多くの人が亡くなっていたのです。

ところが、第二次世界大戦後、病気の原因は一変します。
1951年には、脳血管疾患が死因の1位になりました。
2位はがん、3位は心疾患です。
以降、この3つは「3大疾病」と呼ばれ、死因の上位を独占することになります。

そして1981年、がんは1位となり、それ以来ずっとトップを独走中です。

さて、感染症と3大疾病には、大きな違いがあります。
それは、防げるか、防げないか、という違いです。
感染症は見えない敵が引き起こす病気なので、防ぎにくい。
しかし、3大疾病は自分でつくる病気なので、防ごうと思えば防げるのです。

ほとんどの慢性病や生活習慣病は、あなたがつくった病気と言えます。
誰かがあなたを病気にしたのではありません。
あなたの日々の生活のどこかに、病気を引き起こす原因があったのです。

どこに原因があったのか？
この本では、それを少しずつ明らかにしていきます。
健康でありたいなら、その原因を、自分で取り除くしかありません。
医師は病気の症状を改善してくれますが、健康にしてくれるわけではないのです。

呆けるのは仕方がないか？

認知症は老化現象だから防ぎようがない、と言う人がいます。
しかし、私はそうは思いません。
たしかに脳は老化するし、働きが衰えたりもします。
人の名前が思い出せない、計算を間違えた、反応が遅くなった……。
これは老化現象です。年を取れば誰もがそうなります。
走るのが遅くなるとか、力が弱くなるのと同じです。

こうした老化を完全に止めることはできません。
しかし、遅らせることはできます。
そして、みなさんが「なりたくない」という認知症も、遅らせることができるのです。
そんなことが可能なのか？

私は十分に可能だと考えています。
薬で遅らせるのではありません。むしろ薬は逆効果です。

認知症になりたくないなら、自分で遅らせるしかありません。

その方法については、おいおい話します。


70歳で呆けるのではなく、110歳まで遅らせる。

そうすれば認知症にならず、しっかりした脳を維持したまま、寿命を迎えられます。

ウイルスに負ける人、撃退できる人の違いは？

新型コロナウイルスで世界中が大変なことになりました。

どんな敵なのかわからず、国も医学界も右往左往しました。

「人との接触を避ける」という対策がとられましたが、それしかなかったのです。

目に見えないウイルスを完全に防ぐことは不可能です。

また、完全に撃退することもほぼ不可能です。

仮にワクチンができても、ウイルスは変異するので、やがて効かなくなります。

そもそも地球上には、ウイルスや細菌、寄生虫などの微生物がごまんと棲んでいて、その数や種類は、膨大すぎてわからないと言われるほどです。

そのすべてに対処したり、予防したりすることはできるわけがありません。

今回のコロナ騒動が静まっても、かならず次の敵は現われるし、襲ってきます。
では、ウイルスや細菌をやっつける方法はないのか？

たしかな方法がひとつだけあります。
それはウイルスや細菌に感染しても、体内で撃退することです。

ウイルスに感染した場合、次の2つのタイプに分かれます。

①感染したことさえわからない、あるいは軽症ですむ
②重症になる、あるいは亡くなる

なぜ同じウイルスに感染したのに、このような違いが生まれるのでしょう？
その大きな原因はひとつです。
体力、つまり免疫力の差です。

ウイルスの攻撃を受けても、免疫力があれば、それを撃退できます。

だから症状が出ないし、出たとしても軽くてすみます。
でも免疫力が落ちていたり、持病があったりすると、そうはいきません。
ウイルスが増殖してしまったり、弱っている部分を攻撃されたりするのです。
もちろん、免疫力があれば絶対に大丈夫、というわけではありません。
でも免疫力が低下していれば、症状が悪化するリスクは格段に高まります。
今回の新型コロナウイルスで軽症者と重症者が分かれたのも、これと同じ理由です。

新型コロナウイルスの原因とは?

新型コロナウイルスが中国で発生したことは周知の事実です。
しかし中国でも、発症者の多い地域と、少ない地域があることは知られていません。
多いのは、上海市近辺や武漢。
いっぽう、東北地方(旧満州)や山東省では発症者がほとんどいません。
なぜこんな不思議なことが起こるのでしょう?

それは「食べ物の差」だと私は考えています。
じつは、東北地方や山東省は、中国では珍しく生の野菜を食べることで知られます。

とくに山東省の人たちは、生のネギを毎日食べる習慣があります。

これが、発症者の少ない理由ではないかと思うのです。

２００３年にＳＡＲＳウイルスが出たときも今回のコロナと同じく、東北地方や山東省には発症者がほとんどいませんでした。

この両地域の食習慣が発症に関係していたことは、十分に考えられることなのです。

感染症にやられてしまう原因とは？

もうひとつ、感染症と食に関する興味深い話を紹介しましょう。

１９９５年に成田空港で起きたコレラ騒動のてん末です。

バリ島から帰国した日本人２００人がひどい下痢症状を訴えて入院。検査の結果、全員がコレラであると判明しました。

そこで、バリ島でも調査が行われましたが、コレラ患者はひとりもいなかったのです。

なぜ、こんなことが起きたのでしょう？

日本人が感染したのは「エルトール小川型」というコレラ菌でした。このタイプは毒性が弱く、ふつうは人体に入っても悪さをするようなことはないようです。

では、なぜ200人の日本人旅行者にはひどい症状が出たのか？

それはバリ島旅行での、日本人の食事が原因だと思われます。

その食事とは、次のようなものです。

- **肉を食べたい放題（とくにステーキ）**
- **アイスクリームなどのアイス菓子を食べたい放題**
- **甘いケーキを食べたい放題**
- **酒を飲みたい放題**
- **生野菜はほとんど食べない**

こうした食事が腸管免疫を下げてしまったと考えられるのです。

また、生野菜を食べなかったことも大きな要因でしょう。

生野菜には豊富な酵素やファイトケミカルが含まれるからです（ファイトケミカルとは抗酸化栄養素のこと。Phyto Chemicalと書きます。酵素については「その六　病気や呆けの真因④　長生きの秘訣は酵素にある」で話します）。

腸管免疫だけでなく酵素力も落ちていた。その結果、細菌にやられてしまったのです。

なにが体をつくるのでしょうか？

私たちの体はなにによってつくられ、維持されているのでしょう？
言うまでもなく、その中心は食事です。
体は食べたものでつくられているのです。
食べたものが胃腸で消化されて栄養素となり、細胞やエネルギーへと変化します。
つまり、食べたものがよければ健康になるし、悪ければ不健康になる。
これは当たり前のことなのです。

では、なにがよい食べ物で、なにが悪い食べ物なのか？
それはおいおい話していくことにしましょう。

私はこれまで、がんをはじめ、さまざまな病気を治療してきました。
治療のとき、私は患者さんからじっくり話を聞くことにしています。
ふだんなにを食べ、どんな生活をしているのか、どんな症状がどんなときに現れるか？
体の様子を診るのと同時に、話を聞くことで病気の原因を探るのです。

そこで感じるのは、誤った知識を信じて病気になる人がいかに多いか、ということです。

Tさんもそんなひとりでした。もう昔の話ですが、忘れられない患者さんです。

その健康知識は本当に正しいのか？

私がまだ30代のはじめで、病院に勤務している頃の話です。

Tさん（女性）は当時58歳で、保育園の園長をされていました。

「咳が止まらない」と言って来院し、検査をすると肺腺がんの4期です。Tさんのがんは、かなり進行していました。

いつもニコニコと笑顔の人でしたが、心の裏側は違うようでした。

やたらと知ったかぶりをし、自己主張が激しく、常に上からの物言いをされます。

食事に関する話でも、Tさんの自己主張は相当に激しいものでした。

ご自身の説を機関銃のようにまくしたて、私の話には聞く耳をもちません。

Tさんは、次のような食事の話をされました。

「私はきちんと3食、しっかり食べるようにしていますわ。

とくに朝は栄養をつけないといけませんからね。だから山ほど食べますのよ。
それも体によいものをね。常識よね、これは。
食事の内容にも気をつけないといけませんわね。
生は怖いでしょう。だから私は、生野菜やお刺身は絶対に食べないの。
野菜は煮ると栄養が高まるのよ。食物繊維も増えますしね。これもいまや常識よね。

なにより大切なのはたんぱく質よ。とくにチーズ。発酵食品は体によいのよ。
だから私はチーズを欠かしませんわ。3食、食卓に並べますのよ。
発酵食品がよいことぐらい、あなたでもわかるわよね。

あとはミルクね。私はミルクを1日3本と決めているのよ。
あなた、牛乳はよくないって言うけど、じゃあカルシウムはどこから摂るの？

それからね、私はパン党なの。お米のご飯って気持ち悪くない？
いろいろなパンを代わる代わる食べていますわ。匂いも素敵でしょ、パンって。

ドイツにね、お友だちがいるの。だから私はよく行くのよ、ドイツに。

その方の影響で、いまはハムやベーコンやウインナーにもハマっておりますのよ。

チーズもハムも、健康には欠かせないものよね。これも常識かしらね。

ドイツのお友だちが言っておりましたわ。よいたんぱく質はやはり動物性だって。

ドイツの学者がそれを見つけ出したそうよ。

あなたももっと、栄養学を勉強したほうがいいわね」

自分を変えようとしない人は治せません

いやはや、もう笑うしかありません。

それでもTさんの食事はよくないことを必死に伝えようとするのですが、聞こうとしません。当時の私は、反論するエビデンス（根拠）も不十分だったのです。

挙句の果てに、Tさんは私を担当から外すよう病院に直訴しました。

そして、私とは正反対のタイプの医師が、Tさんの担当医になりました。

Tさんはナースをつかまえて、こう言ったそうです。

「今度のお医者さまは優秀よ。お薬をいっぱい出してくださるの」

しかし、それから間もなくして、Tさんは亡くなられました。


残念でしたが、私は次のことを学びました。

どんな真実も、相手が聞く耳をもたなければ有益な情報にならない、ということ。

そして、間違った情報に縛られて生きている人を治すことはできない、ということを。


Tさんの説が正しいなら、58歳の若さで死ぬことはなかったはずです。

彼女は動物性たんぱく質を摂りすぎ、生野菜を拒否して、肺腺がんになったのです。

近年の栄養学では、Tさんの言ったことは、ことごとく否定されるようになりました。

そしていま、アメリカやヨーロッパでは、医療が根底から変わろうとしています。

レディーボーデンはなぜ倒れたのか？

2020年1月6日、驚くべきニュースが飛び込んできました。

アイスクリームで有名な会社が倒産したというのです。

「レディーボーデン」と言えば、誰もが知っているアイスクリームでしょう。この製造会社であるボーデン社は、アメリカでも1～2の規模を誇る老舗の牛乳メーカーです。

アメリカ人のアイスクリーム好きは、言うまでもありませんね。

アメリカ映画にはよく、子供がバケツのようなアイスクリームの器を抱え、大きなスプーンで山盛りすくいとるようなシーンが出てきます。

ハンバーガーやピザと並び、アイスクリームはアメリカ人の「食の象徴」のような存在です。ですから、ボーデン社が倒産するなど想像もできなかったのです。

しかし、時代は変わりました。

いまアメリカでは、信じられないほどの「牛乳と砂糖離れ」がはじまっているのです。

世界中で食への意識が変わっています

アメリカ人は、なぜアイスクリームを食べなくなったのか？

その理由として、次の2つのことが指摘されています。

- **牛乳が人体には毒であることを、アメリカ人が悟ったから**
- **砂糖菓子が人体には毒であることを、アメリカ人が悟ったから**

この2つがすごい勢いでアメリカ人の間に浸透し、意識変革を起こしているようです。

アメリカ人たちは、牛乳ではなく、アーモンドミルクを求めるようになりました。

その結果、酪農家のなかには牧場をやめ、アーモンド農家などに転向する人が増えていると言います。

ニューヨーク市のミルクスタンドでは牛乳ではなく、アーモンドミルク、ソイミルク、ココナッツミルク、カシューナッツミルク、ライスミルクが売れ行きのベスト5を占めるというから驚きです。

同様にヨーグルトでも、アーモンドヨーグルトやソイミルクヨーグルト、ココナッツヨーグルトなどの売れ行きが伸びています。

このような「牛乳と砂糖離れ」の傾向は、2010年以降、とくに顕著になってきたと言われます。

そして、こうした食の変化はヨーロッパ、そして世界中に広まりつつあります。

よい食事は人を健康にし、悪い食事は人を病気にする——。

この当たり前の事実に、多くの人が気づきはじめたからだと思います。

欧米のかしこいセレブはなぜ肉を食べないか

「食の変化」のひとつは、ベジタリアンやヴィーガンの急増でしょう。

肉や魚を食べないベジタリアン、それをさらに徹底した完全菜食主義のヴィーガンが、いま欧米では大ブームなのです。

とくに欧米のかしこいセレブ（有名人やお金持ち）はヴィーガンだらけだそうです。

ヴィーガンは、肉や魚、卵や乳製品、はちみつまで口にしない徹底的な菜食主義です。


アメリカでは日本のように「健康保険制度」が発達しておらず、病院に行くと莫大なお金がかかります。風邪をひいて病院に行けば数万円。大病して入院でもしようものなら数百万円もの医療費を請求されかねません。

貧しい人は病院に行けないシステムになっています。


お金持ちのセレブと言えば、ぜいたくな食事をしている印象があります。

しかし、そんなセレブたちが、率先して食べるものを変えていったのです。

よい食事は人を健康にし、悪い食事は人を病気にする。

そして、自分の健康を自分で守る――。
こうした意識変革がセレブたちを動かし、ヴィーガンへと転向させたのです。

ヴィーガンのセレブには、年齢を聞いて驚く人が多数います。たとえば……。
クリント・イーストウッド（90歳）　ダスティン・ホフマン（83歳）
アンソニー・ホプキンス（83歳）　リチャード・ギア（71歳）
ポール・マッカトニー（77歳）　実業家のビル・ゲイツ（64歳）
元大統領ビル・クリントン（74歳）　元大統領候補アル・ゴア（72歳）
エリザベス女王（94歳）
挙げ出したらキリがありません。
そういえば、リチャード・ギアに第3子が誕生したと、最近ニュースになりましたね。

彼や彼女たちは「食事こそが健康の素」であることに気づいたのでしょう。
病気にならず、いつまでも若々しく、元気で過ごすためには、食事を変えるしかない、と考えたわけです。

日本人は？　あなたはどうするか？

事実、ヴィーガンを実践すると健康になります。

風邪はひかないし、病気もしなくなる。ウイルスや細菌にも負けなくなるでしょう。

いっぽう、病院に行けない欧米の貧困者には、不健康の人が多いようです。

彼らの食生活は、動物性たんぱく質（肉や肉の加工品）が多いからです。


近年、さまざまな調査や研究によって、食の常識が次々と覆っています。

たとえば、2015年10月のWHO（世界保健機関）の発表もそのひとつでしょう。

WHOは「がんを発する食べ物」として、最悪なのが「加工肉」や「塩漬けの魚」。

2番目に悪いのは「ふつうの肉」と発表したのです。


そうした報道も手伝って、欧米ではセレブたちは動物性たんぱく質を敬遠し、ヴィーガンに転向した、というわけです。

情報に敏感なセレブたちはすばやく反応しました。

そして、肉や肉の加工食品、牛乳やチーズ、砂糖菓子をだんだんと食べなくなりました。

そして、それを実践してみて、本当に体調がよくなったり、病気をしなくなったり、若々しくなったことに気づいたのでしょう。
その結果、ベジタリアンやヴィーガンが急増した、というわけです。

日本はどうでしょう？
じつは日本では、野菜の消費量は年々下降し、肉は上昇しつづけています。
欧米では逆で、野菜の消費量が増え、肉は下降しているというのに。
このままでは日本は「1億総病人時代」になってしまう。私は本気で心配しています。

あなたはどうでしょう？
病気や認知症になり、何年も寝たきりの状態で過ごしたいですか？
それとも、健康で呆けずに、長生きしたいですか？

自分の健康は自分で守る――。
みなさんがそんな意識に目覚めてくださることを、私は願っています。

その二
認知症とはなにか、なぜ認知症になるのか

呆けずに、健康な体で長生きしたい。
これはみんなの願いです。でもどうしたら？
その秘訣をいまから開陳します。

認知症ってなに？

いま日本には、およそ462万人の認知症の人がいます。
その前段階の軽度認知障害（MCI）の人も含めると860万人と言われます。
すごい数ですね。
小学生の児童数が全国で630万人ですから、それよりも圧倒的に多い。
つまり、元気な子供より呆け呆けの高齢者のほうが多い、というのが日本の実情です。

ところで、認知症とはなんでしょう？

50歳くらいになると、次のような会話が聞かれるようになります。

「最近、忘れっぽくてさ。頭の働きがにぶくなったみたい……」

これは、たんなる老化です。認知症ではありません。


たとえばスーパーに買い物に行くとしましょう。多くの人は、次のような行動をとります。
・買い物に出かける前に、冷蔵庫を確認したりメニューを決めたりする。
・スーパーまでは、徒歩や自転車、あるいは自動車を運転して行く。
・スーパーでは、品質や値段を見ながら商品を選ぶ。
・レジで精算をしてもらい、支払いをする。
・袋に詰めて帰宅する。
・買ってきた商品を、冷蔵庫や食品庫に整理して入れる。

みなさんは当然のように、こうした行動ができますね。

これができていれば大丈夫です。認知症ではありません。

これができるのは、脳の「認知機能」がうまく働いている証拠だからです。

どの道を通ろう？　どれを買おう？　いくらかな？　冷蔵庫に入るかな？

そのように考えて、的確な判断や行動ができるのは、脳の認知機能が正常に働いているからですが、認知症になると、こうした行動ができなくなります。

近所で道に迷って自宅に帰れなくなる。いつも同じものばかり買い込んでしまい、家にはその商品があふれている。買ってきた食料品を洋服ダンスに入れる……。

これは的確な判断や行動ができなくなっていると言えます。しかも、この状態では危なっかしくて、ひとりにしておくことができません。

これが認知症なのです。

つまり認知症とは、「ひとりでは生活できないほど、認知機能が低下した状態」のことを指すのです。

認知症にもさまざまある

認知症には大きく分けて4つのタイプがあります。

①アルツハイマー型認知症

もっともよく知られるのがこのタイプです。俗に「アルツハイマー」と呼ばれるもので、認知症の6割を占めると言われます。

認知症と言えば、アルツハイマーのことを指すと言ってもよいくらいです。

「脳が小さくなる」と表現されるのは、このアルツハイマーです。

「あれ？ 記憶がヘンだな」という異変からはじまることが多く、次第に人が話す言葉や文字が理解できなくなったりします。

また、いま自分のいる場所がどこなのか、なにがどこにあるのか、ということがわからなくなったり、人の感情を汲み取れなくなったりします。

②脳血管性認知症

アルツハイマーの次に多いのが、脳血管性認知症です。

脳の血管が詰まり、脳細胞に血液が届かなくなることが原因で起こる認知症です。

記憶力が悪くなったり、思考の速度が遅くなったりします。また、注意力や集中力が散漫になったり、物事に取り組む意欲がなくなったりします。

さらに、体の動きにも異変が見られます。たとえば、動きが極度に遅くなる、筋肉がこわばってうまく動けなくなる、体の麻痺、うまくしゃべれない、ものが飲み込めないなどです。

③レビー小体型認知症

このタイプの認知症になると、見えないものがリアルに見えて「○○が入ってきた」と戦おうとしたり、家族を他人と思い込み「知らない人がいる」とおびえたりします。症状が変わりやすく、急に正気に戻ることもありますが、逆にひどく暴力的になったり、叫んだり暴れたりするなど、激しさを増すこともあります。

動きがひどく緩慢になる、歩行が小刻みになるなどの、身体症状も見られます。

④前頭側頭型認知症

このタイプでは、社会のルールを無視したような、自分本位の行動が見られます。「これをしたらいけない」とか「人に迷惑がかかる」「嫌われてしまう」などの理性がうまく働かなくなるようです。このため周囲の人は戸惑い、心理的な負担も大きくなります。

認知症の４タイプを紹介しましたが、それぞれが独立しているわけではありません。たとえば、アルツハイマー型の人にも脳血管性やレビー小体型の病変や症状が見られることが少なくありませんし、もちろん逆のパターンもあります。

なぜこういうことが起こるのか？

それは認知症の根っこはどれも同じだからです。

つまり、その根本原因を正せば、認知症を防いだり、その発症を遅らせたりできるということでもあるのです。

時間をかけて発症する認知症の物語

認知症は、ある日突然発症するのではなく、時間をかけて発症していきます。

たとえば、アルツハイマーの場合、20年くらいかかるそうです。

みなさんの脳の中でも、じつは知らないうちに進行しているのです。

その経過を、ちょっと物語風にアレンジしてみました。あなたの脳内で実際に起きていることとして、お読みください。


脳の中には、毎日アミロイドβという「たんぱく質のゴミ」が出ます。

でもそのゴミは「酵素」が掃除してくれるので、脳の中はいつもきれいです。

きれいな脳の中では、血液がサラサラと流れ、必要な栄養や成分が、隅々の細胞まで届けられています。そのおかげで数千億個もある「神経細胞」は元気に働いています。

神経細胞たちは、お互いに迅速に連絡を取り合い、協力しながら働いています。

こうして、私たちの脳では的確な判断がなされ、正しい行動をすることができます。

これは若い頃の脳です。

ゴミもなく、各細胞はしっかり働き、無数の神経ネットワークが張られている。このため、記憶力もよく、頭の回転も速く、物事に素早く反応でき、意欲的でもあるのです。

ところが中高年になると、脳内にはちょっとした異変が起こりはじめます。

40~50歳になると、活気があった脳内に、ちょっと翳りが見えてきます。

きれいだった脳内に、少しずつゴミが溜まりはじめます。掃除をしてくれていた「酵素」の数が少なくなってくるからです。

また、各細胞も少しずつ元気がなくなっていきます。それにも酵素が関係しています。

じつは酵素は掃除だけでなく、各細胞がしっかり働けるようサポートしていたのですが、酵素の数が少なくなったことにより、細胞たちの働きが鈍ってしまうのです。

こんな状況に、さらに追い打ちをかけるように、「血流が悪くなる」というアクシデントが起こります。こうなると、末端の細胞には栄養や物資が届かなくなり、脳全体にイライラが溜まってきます。

すると、情報のやりとりに欠かせない「脳内伝達物質」の発生が少なくなります。

脳内は次第に荒れ放題になっていきます。

神経ネットワークは情報が混乱したり、途切れたりしはじめます。

「記憶力が悪くなった」とか「反応が遅くなった」と脳の老化を自覚するようになるのは、脳がこのような状態になったからなのです。


そしていよいよ70歳。脳内はますます活気を失い、暗くなっています。

酵素の数は、かなり少なくなりました。

このため神経細胞の周りにはゴミが積まれ、情報のやりとりがうまくできません。

酵素が少ない脳内では、細胞はますますやる気を失い、脳全体の活力が落ちています。

なにより、血液の巡りはますます悪化し、あちこちで細胞が死んでいきます。

情報ネットワークはうまく機能しません。

もはや脳内はゴーストタウンのようです。

そしてついに、神経細胞の内部にまでゴミ（タウたんぱく）が溜まりはじめました。

このため神経細胞は日に日に衰弱していきます。

そしてついに、脳の主要な部分でも、細胞が大量に死んでいきます。

脳内の情報処理機能は、あちこちで壊れはじめました。その結果、的確な判断ができなくなり、とんちんかんな行動をするようになってしまうのです。

※アルツハイマー型認知症の有力な原因となるアミロイドβとは

アミロイドβはアルツハイマー型認知症に見られる老人斑の大部分を構成しているたんぱく質で、通常は脳内のゴミとして短時間に排出されます。しかし、大きくなると排出されずに蓄積してしまいます。蓄積したアミロイドβは脳細胞を死滅させ、それが広がって認知症になると考えられています。

今はこれが極めて有力な説とされています。他にも説はありますが、この説をしのぐものではないようです。では、なぜ、このアミロイドβがたまっていくのか？　なぜ、アルツハイマーになるのか？

①脳内での酵素活性が弱くなり、アミロイドβが増える。
②アミロイドβの毒素により神経細胞やシナプスが傷つけられ、糸くずのような神経原線維変化を起こす。
③傷ついた神経細胞が次々と死んでいき、認知症となる。

要は酵素活性がよく働かずに起こることがどうもアルツハイマー病（認知症）の最大の原因だっ

たようです。ということは、やはり外から「酵素のあるもの」を摂らない食生活が最大の原因と考えられます。

なお、最近では「アミロイドＰＥＴ」という検査により、脳内のアミロイドβの蓄積量がわかるようになりました。

不要物質の蓄積もこわい

これが認知症のプロセスです。

血流の不足やゴミの蓄積などで脳細胞がやられ、神経ネットワークが崩壊する――。かなりざっくりとお伝えしましたが、こうして人は認知症になっていきます。

もちろん、原因はそれだけではありません。

たとえば、アルミニウムやヒ素、水銀、鉛などの軽金属、重金属などの不要物質が、脳の細胞に蓄積されることも影響しています。

これらの不要物質はほんの微量ですが、細胞内に入り込んで蓄積していきます。そして、細胞は少しずつ肥満していき、働きが悪くなっていくのです。

細胞内に蓄積される不要物質の中でも、もっともタチの悪いのが糖化物質です。

蓄積した糖化物質は「細胞核」（遺伝子情報などをもつ部分）を破壊していく性質をもつからです。

この細胞核の破壊によって起こるのが、細胞のがん化です（糖化の害については「その四　病気や呆けの真因② 糖化の害はおそろしい」を参照）。

さらに、糖化物質は、血液や血管の状態を悪くしていきます。

これが脳細胞、ひいては脳組織を破壊することにつながり、認知症を引き起こしてしまうというわけです。

認知症を防ぐにはどうするか？

血流が悪くなったり、酵素が不足したりすることで、脳細胞の劣化は早まります。結果的にそれは、認知症の発症を早めることになってしまいます。

そうであれば、対策すべきことは明確です。

血液の流れをよくし、酵素を増やしてあげればいいわけです。

ところで、なぜ脳内の血流が悪くなるのでしょうか？

それは血管と血液の状態が悪くなるからです。

動脈硬化などによって血液の流れが阻害されるのです。

また、脳内は細かい血管が多いため、血液がドロドロに汚れていると、細くて小さな血管を通れなくなってしまうのです。

その結果、脳の隅々まで酸素や栄養素が行き届かず、脳の状態が悪くなります。


では、どうすれば、血液や血管をよい状態にできるのでしょうか？

また、不足した酵素を増やすことができるのでしょうか？

それこそが食事の役割です。

「血液や血管を正常に保つ食事」を摂ればよいのです。

また、「酵素を増やす食事」を摂ればよいのです。

じつは、この2つの食事は共通しています。

認知症を防ぐ食事とは

血流をよくし、酵素を増やす食事とはどういうものでしょう？

そのポイントは次の5つです。

①植物性食品（プラントフード）を食事の中心にする（動物性たんぱく質を減らす）
②生食（ローフード）を中心にする（生食5割・加熱食5割くらい）
③少食を基本とする
④朝食は食べない（食べても生野菜や果物）
⑤植物性発酵食品を摂る（納豆・生味噌・キムチ・漬物など）

これについては「その七　110歳まで元気でいられる食事と生活」で詳しく話しますが、この5つは認知症だけでなく、すべての病気を防ぐ大原則とも言えるものです。

つまり、健康で呆けずに長生きするためには、こうした食事をすることが基本なのです。

認知症を防ぐ心がけ

もちろん食事だけでなく、生活スタイルも大切です。

どんなに食事に気をつけても、でたらめな生活がつづけば台無しだからです。

これについては、「食習慣」と「生活習慣」に分けて考えるとよいと思います。

「その七」で詳述しますので、ここではそのポイントだけを紹介しておきます。

【食習慣】

・ダラダラ食いや間食をしない
・夜食や食べてすぐに寝るのは厳禁
・ときどき断食をする（体調が悪いときは食べない）
・昼と夜の主食は複合炭水化物にする（160ページで後述）
・植物性の発酵食品を食べる
・よく噛んで食べる

【生活習慣】

・1日30分以上の日光浴をする
・本当に深い深呼吸をする
・1日に30分以上歩く
・腹と背中を温める
・人間の生理リズムを守る
・より深い睡眠を確保する
・毎日、大量の臭くない便を出す

・丁寧な言葉で話し、他者を敬う
・腹の底からの笑いと感動をもつ

「なんだ。当たり前すぎてつまらない」、そんな声が聞こえそうです。
でも、みなさんはこうした生活ができているでしょうか？

おそらく多くの人は、わかっているけどやっていない。
その結果、病気になったり、早くから認知症になったりするのです。
そして長い期間寝たきりとなり、誰かに介助されながら生きることになるのです。

「自分は大丈夫だろう」と、健康なときは誰もが思います。
でも、大丈夫ではありません。
間違った食事は体のなかで病気の芽となります。
そして間違った生活スタイルが、その病気の芽を大きくしていきます。
あなたが知らないうちに認知症は進行していくのです。
認知症だけでなく、これはどんな病気も同じです。

母の最期

私の母は91歳で亡くなりましたが、死の瞬間まで呆けてはいませんでした。

母の食事は、生野菜、フルーツ、漬物、納豆、キムチ、生の味噌、そしてお粥が中心でした。

いわゆる「酵素食」です。

お粥をのぞいて、どれも加熱していない生食（ローフード）であり、自然食品（プラントフード）です。

これに加えて発酵食品。

これらの食品には酵素がたっぷり含まれています。

ときどきお刺身（生魚）や煮魚も食べていました。

言うなれば「酵素食＋ＤＨＡ油脂」の食事です。

本人は知らなかったでしょうが、研究者の私から見ればまさに理想的な食事でした。

母の食事を見て、私は酵素力の偉大さを、あらためて確信したのでした。

母は110歳までは生きられませんでしたが、大きな病気をすることも、呆けることもなく、食事を楽しみ、自分の足でしっかり歩くことができました。

おしゃれをし、最後まで明るく楽しくおしゃべりをしておりました。

そして木が枯れるように床につき、最後の数日間を静かに過ごしました。

眠るような臨終でした。


人にはそれぞれ定められた寿命があるのでしょう。

母はその天寿をまっとうしたようです。

そして私は100を超えるまで医療の現場に立ちつづけようと思っています。

歳のせいにしてはいけない

なにごとも、すべて年齢（老化）のせいにすることは容易です。

歳だから歩けない、歳だから目が悪い、歳だから……できないことを歳のせいにする。

そうやって、ほとんどの人があきらめてしまいます。

でも、歳だからとあきらめてしまってよいのでしょうか？

そもそも、本当に歳のせいなのでしょうか？

私は、そうではないと思います。

現に100歳でもマラソンをしている人がいます。

100歳を超えても呆ける気配すらなくバリバリ働いている人もいます。

いっぽうで、年齢より早く老け込んでしまう人がいます。

この差はどこにあるのでしょうか？


ズバリお答えしましょう。

「病気」「老化」「認知症」「早すぎる死」には、それぞれ原因がいくつもあります。

しかし、それらはどれも根本の部分ではつながっています。

病気も老化も、認知症も早すぎる死も、突き詰めていけば、それは5つの原因に集約することができるのです。


つまり、この5つの原因を防いだり、軽減したりできれば、病気にならず、認知症にもならず、元気で長生きできるというわけです。

その5つの原因がこれです。

①酸化
②糖化
③腸管免疫力の低下
④酵素不足
⑤悪い脂肪の摂取

いまなら間に合います

酸化、糖化、腸管免疫力の低下、酵素不足、悪い脂肪の摂取。
これが病気をはじめ、認知症や早すぎる死の諸悪の根源です。
なぜ、この5つが病気や認知症、早死にを引き起こすのか？
それについては、次章以降でわかりやすくお話しします。

そのまえに質問をします。
あなたは次のどちらを望みますか？

・病気をするか、しないか？

・いつまでも若々しく元気でいるか、早く老け込むか？
・認知症になるか、ならないか？
・長生きするか、病気で早死にするか？

どちらになるかは、あなた次第です。

病気も認知症も早すぎる死も、日々の積み重ねによって生まれる結果だからです。

酸化や糖化の害を減らし、腸管免疫の低下を防ぎ、酵素を増やし、悪い脂肪を摂らない。

そのためには、日々の食事や生活スタイルを変えることです。

いまならまだ間に合います。

その三

病気や呆けの真因①　あなたの腸は腐敗している

どんな人にも死は訪れます。細胞が酸化するからです。
生きていれば酸化は必然なのですが、
現代人は必要以上に酸化を進めてしまっています。
あなたの体のなかで起きている事実を知ることが、
病気や認知症を防ぐ第一歩になります。

団塊の世代に告ぐ

健康寿命の話を思い出してみましょう。
日本人の健康寿命は、女性が74歳、男性が72歳でしたね。
いわゆる団塊の世代と言われる人たちが、まさにその年齢になっています。

団塊とは、堺屋太一さんが命名した言葉です。

昭和22年、23年、24年生まれがべらぼうに多いため「団塊」と名づけたのでした。

昭和20年（1945）、第二次世界大戦が終わりました。

急にやってきた平和。

人々は安心と共に、子づくりに励むことが可能となりました。

その結果、この3年間に大変な数の子供が生まれたのです。

かくいう私も昭和23年生まれ、団塊の世代のど真ん中です。

教室は生徒があふれんばかりで、高校でも1クラスに56人いました。


もちろんそれが悪いと言うのではありません。

ただし、非常事態であることは確かです。

なぜなら団塊の世代の多さもあり、65歳以上の割合が人口の3割近くを占めるからです。

今後はさらに高齢化が進み「国民の大半が老人」と、いびつな社会構成になります。

そんな老人社会で、老人になる私たちはどう生きればよいのでしょう?

答えはひとつしか思い浮かびません。

呆けずに、健康な体で生きるということです。
誰だって長生きしたいでしょう。それは止められません。
であれば、元気に長生きすればいいのです。

団塊の世代のみなさん、呆けずに、健康な体で110歳まで生きましょう。
私は絶対にできると信じています。
それを言いたくて、私はこの本を書きました。

誰もが老化し死んでいきます

不老不死という言葉があります。老いもしないし死にもしないということです。
そんなことはできるわけがないのですが、本気で不老不死を求めた人がいます。
2300年ほどまえ、秦という国の皇帝の話です。その名を始皇帝と言います。
絶大な権力を守りたい、死にたくない、自分ならそれが可能だと考えたのでしょう。
「仙人を連れてこい」とか「薬をつくれ」などと、家臣に対し無理難題を命じます。
やがて薬が完成しましたが、始皇帝はそれを飲み、死んでしまいます。49歳でした。
当時の知識と技術を結集した薬でしたが、じつは猛毒だったのです。

秦の始皇帝に関しては、とんでもない食事をしていたとも言われます。

豪勢なことは言うまでもありませんが、加熱した中華料理を10代の女の子にグチュグチュと噛んでもらい、それを口移しで食べていたというのは、よく知られた事実です。

この様子では、食べ物から酵素を摂取できていたとは考えられません。

このため、始皇帝の髪の毛は、おそらく真っ白だったと思われます。なぜなら、毛髪は酵素を外から摂っているか否かの第一指標だからです。

これでは始皇帝がいくら不老不死を願っても叶わなかったはずです。薬（じつは猛毒）を飲まなくても、そう遠くないうちに死んでいたことでしょう。

皮肉なことに、始皇帝は不老不死を切望しながら、それとは真逆のことをして命をせっせと縮めていたわけです。

さて、話を現代に戻しましょう。

老いたくない、死にたくない――。

この願いはいつの時代も変わりません。

しかしこんなに科学や医学が発達したいまも、その願いは実現できていません。

どんなお金持ちも権力者も貧しき人にも、老いと死は平等にやってくるのです。

だったらみんな、死ぬまで呆けずに健康な体で生きよう、というのが私の提案です。

そのためには病気、老化、呆け、早死にの原因を知り、それを理解する必要があります。原因を知らなければ、どう対処していいかわからないからです。

その原因は、極論すると次の5つです(前章でも話しました)。

【病気、老化、呆け、早死にの究極の原因】

①酸化
②糖化
③腸管免疫の低下
④酵素の不足
⑤悪い脂肪の摂取

つまり、この原因を知ったうえで、これらが起こりにくい生活をすればいいわけです。

そうすれば、不老不死は無理だとしても、病気や認知症をできるだけ遠ざけ、高齢でも若々しく、死の直前まで元気でいることは可能だと、私は考えています。

病気、老化、呆け、死の真相とは

人間は生まれたときから老いていきます。

これは生物の宿命です。生物だけでなく物体もそうです。

どんなものも少しずつ劣化し、やがて朽ち果てていきます。

東洋的な言い方をすると「無常」です。

化学的な言い方をすると「酸化」です。

つまり老化とは、細胞が酸化し、ボロボロになるということなのです。

そしてその先に、死がやってきます。


私たちの体は、60兆個（アメリカでは100兆個とも）もの細胞によってできています。

そのひとつひとつが働くことによって、活動できるのです。

呼吸をするのも、心臓が動くのも、胃腸が食べ物を消化するのも細胞の働きによるもの。

手足を動かすのも、脳を働かしているのも細胞です。


自分では感じませんが、細胞のひとつひとつは日々刻々と入れ替わっています。

古い細胞は壊され、新しい細胞がつくられています。
つまり「循環」しているわけですが、常に真新しいわけではないのがミソです。
循環をくり返しながらも、少しずつ劣化していきます。
これが老化です。

赤ちゃんの肌は、もっちりやわらかくてきめ細かく、シミひとつありません。
ところが、70歳の人の肌はカサカサしわしわで、シミだらけです。
これは細胞が酸化し、循環をくり返した結果、老化（劣化）したからです。
白髪やハゲも同じです。頭皮や毛根の細胞が酸化し、劣化して、そうなったのです。
手足の動きが悪くなるのも臓器の働きが悪くなるのも、やはり酸化によるものです。
つまり人間は、酸化の害からは逃れられないのです。

なにが酸化をさせるのか

ところが人体には、酸化をしにくくする仕組みも備わっています。
スカベンジャー（お掃除人）という物質の存在です。
酸化を起こす物質は活性酸素と言います。

活性という言葉にはよい印象がありますが、活性酸素は人体にとって悪者です。
そして、その悪者の活性酸素を掃除してくれるスカベンジャーが抗酸化物質です。
酸化に抗うので抗酸化物質。覚えやすいですね。

体内で活性酸素が大いに悪さをするほど人体は酸化し、劣化する。
逆に、スカベンジャー（抗酸化物質）が活躍するほど、酸化や劣化は抑えられる。
つまり、活性酸素をいかに減らし、抗酸化力をいかに増やすか——。

同じ50歳でも、白髪の人もいれば黒髪の人もいます。
若くしてがんになる人もいれば、死ぬまでがんにならない人もいます。
60歳で認知症になる人もいれば、１００歳を超えてならない人もいます。

もうおわかりですね。
老化、病気、呆け、早死にを防ぎたいなら、酸化を抑えればいい。
活性酸素を極力減らせばいいのです。
呆けずに健康な体で長生きしたいなら、抗酸化力を高めればいいのです。

抗酸化な食事や抗酸化な生活をすると、人間は健康でけっこう長く生きられます。

私はその最高が110歳くらいだと考えています。

それでもいつか死ぬのは、酸化の力が抗酸化の力よりも大きいからでしょう。

酸化を加速させる原因

ここまで話してきたように、人間の細胞は常に酸化しつづけます。

細胞は血液から酸素や栄養を受け取り、それをもとに活動します。

これを代謝と言います。

新陳代謝もそのひとつで、これは古い細胞を壊し、新しくする活動です。

食べ物を消化するのも代謝、そこから筋肉をつくるのも代謝、呼吸も代謝です。

そしてこうした代謝活動では、かならず少量（2％ほど）の活性酸素が生まれます。

この活性酸素が、細胞を酸化（劣化）させるわけです。

「人間は生まれた瞬間から老化する」とか「生きているかぎり酸化の害から逃れられない」というのは、こうした理由によるものです。


もちろん、これ以外の理由でも酸化は進みます。

その最たるものが、腸の腐敗です。


腸の腐敗？　なにそれ？？

ピンとこない人もいるでしょう。

でも、多くの人の腸では腐敗が起きています。

そしてこの腸の腐敗が、人体の酸化（劣化）を加速させるのです。

腸の腐敗がどのように人体を酸化させ、病気や老化を引き起こすのか？

あなたの体のなかで実際に起きていることを話します。

想像しながら読んでみてください。

腸の腐敗とはなにか

人間の体は、口から肛門まで1本の管でつながっています。

これを消化管と言い、上から順に、口腔、食道、胃、小腸（十二指腸・空腸・回腸）、大腸（盲腸、結腸、直腸）、肛門という消化器が配置されています。

口から入った食べ物は、これらの消化器で、次々と分解されて小さくなっていきます。

そして必要なものは栄養分として吸収され、不要なものは便として排泄されます。

この仕組みは、みなさんも知っていますね？

しかし、この消化活動は、じつはうまくいかないことが多いのです。

なぜなら、食べ物が悪かったり、食生活が悪かったりすることが多いからです。

これが腐敗菌の増殖と、腸の腐敗を招くのです。


たとえば腸内には、無数のバクテリア（菌）が存在しています。

その数は大腸1kg当たりに1兆個、小腸1㎠当たりに数千～1万個と言われます。

このなかにはよい菌（善玉菌）もいれば、悪い菌（悪玉菌）もいるのですが、悪い食べ物が消化管に入ってくると、悪玉菌や腐敗菌がそれをエサにして、大繁殖を起こすのです。

また食べすぎなどの悪い食生活によって、腸内には食べ物のカスが溜まります。

このカスが悪玉菌や腐敗菌のエサになるとともに、腸内で腐りはじめます。

こうして腸内は腐敗を起こし、腐敗菌でいっぱいになるのです。


腸のなかで腐敗が起きているなんてゾッとするでしょう。

でもじつは、さらに悪いことが起きています。

それは腐敗すると、アンモニア群（アミン類）や硫化水素が発生し、蔓延することです。

アミン類や硫化水素は猛毒のため、消化管のあちこちで炎症が起こります。

また、腸の細胞を酸化し、破壊していきます。


その結果、なにが起こるでしょう?

胃腸の働きが悪くなり、さまざまな不調や痛みが出てくるのは当然です。

わかりやすい症状としては、下痢や便秘。

おならや便も臭くなり、色も悪くなります(正常なのは黄土色、最悪なのは黒)。

胃炎や食道炎、胆管炎、胆のう炎、膵炎、小腸や大腸炎など、消化器の炎症が起きます。

腐敗による腸の炎症の害

炎症が起きれば、その臓器に痛みや不調が現れます。

でも本当にこわいのは、自覚できない異常です。

そんな無自覚の異常のなかで、とくに問題なのがリーキーガット症候群です。

あまり聞いたことがないでしょう。別名を腸管壁浸漏症候群。

文字通り、腸管の壁が浸みたり漏れたりする異常です。

私たちが食べたものは、胃や腸で分解されてどんどん小さくなり、栄養素になります。

そして最終的に小腸で吸収された栄養素は血液に入り、全身に運ばれます。

小腸は厳しい「門番」のようなもので、安全で極小な栄養素だけを通し、大きな分子や、得体のしれないものは遮断する構造になっています。

ところが炎症を起こすと構造がゆるみ、穴が開いたような状態になるのです。

すると、ふつうなら遮断されるものが通り抜け、血液に侵入しはじめます。

こうなると全身がパニック状態になります。いつもは存在しない異分子が血液に乗って現れるため、体のあちこちで防御態勢がとられ、攻撃がはじまるのです。

これがアレルギー反応です。全身にかゆみや発疹、熱が出るのは、この影響です。

ぜんそくや花粉症、アトピー性皮膚炎などのアレルギー疾患も、このような腸の腐敗から引き起こされると私は考えています。

全身に毒が巡る

腸の腐敗は、消化器だけでなく、肝臓にも害を及ぼします。

肝臓の細胞を酸化させ、炎症を起こすのです。

肝臓には2つの解毒機能がありますが、炎症を起こすと、その働きが低下します。

このため、解毒されない毒素が、少量ずつ血液内に入っていくのです。

これがこわい。
その毒素の代表が「たんぱく質のかけら」と言われる窒素残留物です。
血液に入るのはごくごく微量なので、すぐに死につながるわけではありません。
しかし猛毒です。これが血液と共に全身を巡り、細胞を傷つけていきます。

もちろん、こうした毒素もこわいですが、さらにおそろしいことがあります。
それは、健康の根幹である血液と血管を悪くすることです。
言うまでもなく、私たちが生きていられるのは、血液が全身を巡るからです。
血液がさらさらと、全身の隅々まで行き届くことで健康は守られます。
しかし、腸の腐敗は、この健康の前提を崩してしまうのです。
どういうことか？　順を追って説明します。

血管のほとんどは毛細血管

まずは血管の話です。
全身には血管が通っています。ホースのような筒状のものです。
太いホースもあれば、毛のような極細のものもあります。

心臓につながっているのは太い血管ですが、そこから枝分かれしていきます。そして、末端に行くほど細くなり、最後は真毛細血管という超極細のものになります。
こうして体の末端まで血管があることで、栄養が全身の隅々まで行き渡るわけです。

ところで、全身の血管をつなぎ合わせると、どれくらいの長さになると思いますか？
なんと、10万kmにもなるそうです。
地球1周が4万kmなので、2周半できるほどの長さです。
そして、その93％は毛細血管だというから驚きです。

全身を網羅する血管については、日本の道路をイメージするとわかりやすいでしょう。
日本列島の真ん中には太い高速道路や国道が通っています。
そこから枝分かれするように県道や市町村道などがあり、名前もない道がつづきます。
それはさらに商店街や住宅地の小路、路地につながり、最後は私道で行き止まり。
まるで網の目のように、日本全体の道はつながっています。

人体を通る血管も、これと似ています。

中央には太い動脈があり、末端には真毛細血管が張り巡らされています。

しかも細い血管のほうが、圧倒的に多いのです。

いっぽう、血液は、全国の道路を走るクルマのようなものです。

もし、道に大きな落石や陥没があったら、どうなるでしょう?

細い道だとクルマは止まってしまいます。

そして、そこから渋滞が発生し、大きな道路まで混雑してしまうでしょう。

血管のなかでも、こうしたことが起きているのです。

すべての病気はなぜ腸の腐敗からなのか

先ほど話したように、腸が腐敗すると、臓器は炎症を起こします。

すると、腸管から異分子が漏れ出たり、肝臓から毒素(窒素残留物)が抜け出たりして、血液に入り込みます。

このため血液は汚れ、酸化した状態になります。


血液は水分のように見えますが、液体と固体(細胞)が混ざったものです。

液体は血漿《けっしょう》と言い、たんぱく質や糖質や脂質、その他の成分が混ざったものです。

固体（細胞）は赤血球、白血球、血小板の3種類があり、それぞれ役割が違います。赤血球は酸素と栄養素を運ぶ役割、白血球にはウイルスや細菌を攻撃する役割、血小板は出血を止める役割を担っています。

血が赤く見えるのは、赤い球（赤血球）が多いからです（固体の96％を占める）。赤血球は、赤い小型自動車のようなものと考えればよいでしょう。

さらさらの血液のなかでは、赤血球は小回りがきき、細い血管もスイスイ通ります。ところが、血液が汚れると、赤血球は他の赤血球と数珠つなぎの状態になり、とたんに動きが悪くなってしまいます（この血液の状態をルローと言います）。

こうなると、血液は極細の真毛細血管を通れなくなってしまうのです。

腸の腐敗は、血管にも悪影響を及ぼします。

異分子や毒素が侵入した血液には二酸化炭素が発生し、血液は酸化してしまいます。

そして、酸化した血液は血管を刺激するため、血管の内側に炎症が起こります。

血管壁が腫れたり、傷口ができたり、その傷口をふさごうとして血の塊ができたり、硬くなったり、もろくなったりするのです。

これがいわゆる動脈硬化。ひび割れて泥の詰まったホースのような状態です。

血液が滞りなく流れるには、血管がしなやかでポンプのようであることが大切です。
硬くなり傷や腫れのある血管内を、どろどろの血液が通ったらどうなるでしょう?
流れが悪く、どこかで詰まったり、血管が破れたりすることは言うまでもありません。
極細の真毛細血管などには、入っていくことすらできないでしょう。
すると、血管の先にある組織は酸素不足、栄養不足の飢餓状態になります。
こうなると、その組織には活性酸素が発生し、酸化が進みます。
その結果、細胞は大きなダメージを受け、組織は崩壊していきます。
こうして病気がつくられていくのです。
頭痛や肩こり、腰痛などの痛みも、こうして起こります。
酸素が届かなくなった組織には乳酸が出て、筋肉をカチカチに固めます。
これが痛みを生む原因となるのです。

腸の腐敗であらゆる臓器が酸化して病気になる

腸の腐敗による悪影響は、まだまだあります。
腸が腐敗すると、腸内には腐敗菌が大繁殖します。
すると、この菌を撃退するために、血液のなかで白血球が増加します。

白血球は、外部から侵入してくる細菌やウイルスを撃退する働きがあるからです。
そして、腐敗菌の撃退に大活躍するのが好中球（白血球の一種）です。

好中球は、腐敗菌を撃退するさいに活性酸素を武器にします。
「活性酸素の弾丸」を、マシンガンのように打ちまくるのです。
このため、体内には活性酸素があふれることになります。
その結果、細胞が酸化し、壊れていきます。
これにより、あらゆる臓器がダメージを受けます。
そして病気がつくられていくのです。

腸の腐敗は脳にもダメージを与える

腸脳相関という言葉があります。
人間の臓器はすべて連動していますが、腸と脳はとくに深くつながっています。
腸が元気なら脳も元気、腸が不調なら脳も不調になる、そんな相関関係があるのです。
じつは、脳の神経細胞と腸の神経細胞は発生部位も同じで、同一の神経管です。
このため「腸は考える臓器」とか「第二の脳」などと言われます。

しかし私は、腸は「第一の脳」だと思っています。

イソギンチャクやプラナリアなどの生物は脳がなく、腸で考えて生きているからです。

むずかしい話はこのへんにしておきますが、強いストレスがあると、腸の働きが悪くなることは、誰もが経験しているはずです。

脳と腸は同時にストレスを受けるからです。

事実、高齢者が高濃度栄養に頼っていると、すぐに呆けることが知られています。

便秘をしたときに、脳の働きが悪いと感じる人が多いのも、腸脳相関のひとつです。

もちろん、腸の腐敗は脳にも悪影響を及ぼします。

アルツハイマー型認知症も、腸の考える部分の劣化が根本原因です。

うつも、まったく同様です。

うつは、腸の腐敗から生じるケースが多くみられます。

うつの患者に対し、私は食事を変えるよう指導しますが、腸の腐敗菌が減って善玉菌が優位になると、とたんにうつ症状は改善していきます。

その四

病気や呆けの真因②
糖化の害はおそろしい

前章では、腸の腐敗により私たちの体は激しく酸化することを話しました。
この章では、腸を腐敗させる原因のひとつ、糖化についてお話しします。

なにが腸を腐敗させ、血液を汚すのか？①——食べすぎ

ここまで話したように、病気も呆けも早死にも、その大きな原因は酸化にあります。
酸化は生きているかぎり止めることはできませんが、それを遅らせることはできます。
しかしいっぽうで、多くの人が腸を腐敗させ、酸化を加速してしまっています。

なにが、腸を腐敗させるのか？
そのいちばんの原因は食事です。

「食べているもの」と「食べ方」が悪いのです。
それは次のような食事です。

①食べすぎ（理想は腹七分目、歳をとったら腹六分目）
②動物性たんぱく質の食べすぎ
③糖化物質や単純炭水化物の食べすぎ

食べすぎが腸内腐敗を起こすことは言うまでもないでしょう。
消化不良を起こすからです。
現代人の多くは、消化できないほどの量を食べていると言えます。
しっかり消化がされず、腸のなかに残ったカスが腐敗を起こしているのです。

なにが腸を腐敗させ、血液を汚すのか？②——動物性たんぱく質

動物性たんぱく質とは、お肉や乳製品、魚などです。
少しならまだよいのですが、現代人の多くはやはり食べすぎだと言えます。
体の大きさにもよりますが、お肉なら1日1回で80グラムぐらいが目安です。

お肉などのたんぱく質は分解されると、アミノ酸という栄養素になります。

体内には、このアミノ酸を貯めておく場所があるのですが、容量も小さく、貯蔵時間も短いため、すぐにあふれてしまいます。

そのためちょっとでもたんぱく質を多く摂ると、腸内腐敗の原因になるのです。

成長期のお子さんなどは、新陳代謝が激しく、体がたんぱく質を必要とします。

しかし成人以上の人の体では、それほどたんぱく質を必要としません。

このため、必要以上のたんぱく質を食べると、それが腸内であふれて腐敗したり、悪玉菌のエサになってしまうのです。


ちなみに、滋賀医科大学の調査によれば、「卵を1日2個以上食べる人は死亡率が2倍にはね上がる」ということが判明しています。

これまで卵のコレステロールばかりが危険視されてきましたが、腸の腐敗という見えざる危険が見落とされていたようです。

なにが腸を腐敗させ、血液を汚すのか?③――糖化物質

糖化物質は近年、急速に注目されるようになりました。

もちろん、よいものとしてではなく、健康に害を及ぼす「悪いもの」としてです。

糖化とは、文字通り「糖」が「化ける」ことです。

「糖」が「たんぱく質」と結合することで、劣悪な「変性たんぱく質」ができるのです。


たとえば、ポテトチップスやフライドポテトを例にとりましょう。

ポテト（じゃがいも）はたんぱく質ですが、それ自体は悪い食べ物ではありません。

しかし油で揚げる段階で、糖化し、アクリルアミドという物質を生み出します。

これが人体にとって、とても有害な物質だとわかったのです。

1999年、スウェーデンの「アクリルアミドに関する研究」がきっかけでした。

ストックホルム大学では、ポテトチップスやフライドポテトには、じゃがいもをふかしたものとは比較にならないほどのアクリルアミドが存在することを確認しました。

そして「アクリルアミドには強い発がん性がある」と結論付けたのです。


この研究結果には、全世界が震撼しました。

ポテトチップスやフライドポテトは多くの国で愛されていたからです。

イギリス、カナダ、ノルウェー、スイス、アメリカなどの各国は独自の調査を試みましたが、結果的に、スウェーデンの発表の正しさを再確認することになりました。

じつは日本も例外ではありません。

知っている人は少ないかもしれませんが、2005年、厚生労働省は「アクリルアミドの濃度を下げる努力が必要」という発表をしています。

2007年、オランダでも大規模な調査が行われ、その結果が公表されました。55～69歳の女性6万2000人のなかから無作為に選んだ2500人を11年間に渡って追跡したところ、「アクリルアミドを多く摂取している人ほど、子宮内膜がん、卵巣がん、乳がんになる人が高い」ということが確認できた、というのです。

2016年には、WHO（世界保健機関）の外部組織IARC（国際がん研究機関）も、「アクリルアミドはヒトに対しておそらく発がん性がある」と認めています。

糖化の害

糖化には2種類あります。

「外因性糖化」と「内因性糖化」です。

外因性は原因が外部にあるものです。

はじめから糖化しているものや、調理によって糖化するものです。

焼く、炒める、揚げる、そして圧力鍋を使った料理で糖化が起こります。

加工肉（ハム、ウインナー、ソーセージ、ベーコン、サラミ）は糖化物質の代表です。

また、小麦粉製品（パン、パスタ、うどん、ラーメン）や、甘辛い料理（焼き肉のタレやみたらし団子）も糖化物質の仲間です。

ただし、火を使う料理でも、蒸す、ゆでる、煮るでは、糖化はほとんど起こりません。

このことも覚えておくとよいでしょう。


内因性は、体のなかで糖化するものです。化学用語ではメイラード反応と言います。

とくに糖質の多いもの（とくに単純炭水化物➡85ページ参照）を多く摂ったときに、それが生じ、さまざまな病気を引き起こします。


たとえば、血液のなかでヘモグロビンと反応して、ＨｂＡ１Ｃ（糖化ヘモグロビン）という物質が多量に発生し、糖尿病を引き起こすのは、その代表的な例です。

認知症やパーキンソン病をはじめ、神経疾患には確実に糖化物質が影響しています。

骨粗しょう症や膠原病《こうげんびょう》、白内障、壊疽《えそ》、腎臓病、耳鼻疾患などもそうです。

心疾患や脳血管疾患などの血管性の疾患も糖化物質が深く関係しています。

なぜなら酸化のところで話したように、糖化物質が血液を汚し、活性酸素を多量に排出して、血管を痛めつけるからです。


さらに糖化の恐ろしさは、細胞に蓄積されてしまうことです。

じつは、糖化物質を食べると、ほとんどは消化の働きで分解されて便になるのですが、10％くらいは分解されずに吸収され、さらに0・7％は細胞に蓄積されてしまうのです。

「たかだか0・7％なのでたいしたことはない」などと考えてはいけません。

一度細胞に入ってしまうと、それを排出する手段は、きわめて少ないからです。

多くの人は1年間におよそ1000回の食事をします。10年間で1万回。

ちりも積もれば山となる、という諺の通り、大変な量が蓄積されてしまうのです。

糖化物質は細胞内でなにをするか？

細胞内に蓄積された糖化物質は、どのように病気を引き起こすのでしょう？

これには次の3パターンが考えられます。

①細胞の生命活動を阻害する

蓄積された糖化物質は、細胞内に存在するミトコンドリアを破壊していきます。

ミトコンドリアは細胞内で、生命のエネルギーを産出する役割を担っています。

ひとつの細胞内には何千ものミトコンドリアがいるのですが、糖化物質は、これを次々と倒していくのです。

このため細胞内では、ミトコンドリア系のエネルギーがつくられなくなります。

その結果、人体のあらゆる場所で、さまざまな生命活動が阻害されてしまいます。

②細胞核を破壊する

細胞内で、もっとも重要な場所は細胞核です。

そこには、大切なＤＮＡが格納されているからです。

ＤＮＡは「体の設計図」と言われ、この情報をもとに細胞や臓器などがつくられます。

「親のＤＮＡを受け継ぐ」などと、一般の会話にも出てきますね。

これは親の体の設計図が子供にも受け継がれるということなのです。私たちが親に似ているのは、親の精子や卵子の細胞内にもＤＮＡが入っているからです。

糖化物質は細胞核に入り込み、このＤＮＡの情報をくるわせます。

そして起こるのが、細胞のがん化です。

つまり糖化物質は「がんの芽」を発生させてしまうのです。

糖化のいちばんのおそろしさは、このように細胞核とＤＮＡを破壊し、がん化させてしまうことかもしれません。

③細胞の酸化

糖化物質は、細胞の酸化も引き起こします。酸化の害については前述した通りです。

糖化が細胞を冒していく３つのパターンについて話しました。

「細胞の生命活動の阻害」＋「細胞核とＤＮＡの破壊」＋「酸化」。

このトリプルパンチで細胞を壊す。

その結果、さまざまな病気が引き起こされていくのです。

糖質はすべて悪なのか？

糖化と併せて知っておきたいのが、単純炭水化物の害です。

近年は、ダイエット目的で炭水化物を食べない、という人が増えているようです。

「糖質は太る」とか「糖質は体に悪い」という理由からでしょう。

たしかに糖質が体に悪さをすることは事実です。

しかし、これにはちょっとした誤解もあります。

それは、糖質にはきわめて悪いものもあるけど、よいものもあるよ、ということです。

これについて、少し話しておきましょう。


炭水化物（糖質）には2種類あります。

「単純炭水化物」（単糖）と「複合炭水化物」（複合糖）です。

食べていけないのは単純炭水化物（単糖）のほう。

逆に、複合炭水化物（複合糖）は食べていい。むしろ体に必要な食物なのです。

もちろん食べすぎはいけませんが。


では、食べてよい複合炭水化物とはなんでしょう？

代表的なのは、米、麦、小麦、稗《ひえ》、粟《あわ》、黍《きび》、アマランサス、トウモロコシなど、すべての穀物がこれに当てはまります。

また、すべての野菜、すべての海藻、木の実、あらゆる果物、草もこれに分類されます。

これらの複合炭水化物には、複数のミネラルやビタミンと共に、食物繊維が多く含まれているため、「複合糖」と言われるのです。

これらの栄養成分は、体を構成する大切な要素であり、最大のエネルギー源です。

しかも、とても燃えやすく、ガスも残らないクリーンなエネルギー源なのです。

複合炭水化物は、私たちが生きていくうえで欠かせない食物と言えましょう。

単純炭水化物（単糖）の害

いっぽう、人体にとってきわめて有害なのが単純炭水化物（単糖）です。

単糖とは文字通り「単純な糖」で、ブドウ糖、果糖、ショ糖などの糖類のことです。

たとえば、果物には果糖が含まれていますが、同時にミネラルやビタミン、食物繊維などもたっぷり入っているので複合炭水化物（複合糖）です。

糖分だけでなく、体によい、体にとって必要な栄養素が入ったよい食物です。

しかし、こうしたよい食物から精製した単糖を、個別に摂るときには注意が必要です。

とくに問題なのは、ショ糖を加工した食べ物や、ブドウ糖を直接、摂りすぎることです。

単糖を多く摂りすぎると、体は強い炎症を起こし、さまざまな障害が出るからです。

単糖を加工した食べ物とはなんでしょう？

真っ先に思い浮かぶのは甘いお菓子です。

和菓子や洋菓子、チョコレート、スナック菓子、製氷菓子（アイス）などがそうです。

これらの菓子類は複合糖と違い、ミネラルやビタミン、食物繊維などの栄養素がごく微量しか含まれず、糖が単純な形で存在します。

このため、たとえばショ糖は、人体に次のような悪さをします。


ショ糖の入った食べ物は、胃腸内で悪玉菌や真菌（カビ）のエサとなり、これらの悪い菌の繁殖を促進します。

このため消化器系では強い炎症が起こり、胃炎や腸炎、大腸炎、食道炎が生じます。

胸焼けや胃の不快感、下痢や便秘、さまざまな痛みが発生。便も臭くなります。

もちろん、前述したような腸内腐敗も起こり、全身に悪影響を及ぼします。


また、ショ糖は分子が小さいため、胃で分解されずにそのまま血液中に侵入します。

そして全身を流れ、真菌（カビ）の元となったり、悪玉菌のエサとなったりします。

これが感染源となり、全身の炎症を引き起こします。

たとえば、扁桃腺炎やひざの腫れ、甲状腺の腫れなどの炎症症状は、ショ糖を多く食したことから起こる場合がよくあります。

もちろん、ブドウ糖や果糖を単独で食べても、同様の症状を生じます。

単糖のさまざまな害

単糖の害は、腸内腐敗や消化器官の炎症、全身の炎症にとどまりません。

ありとあらゆる病気の引き金になるのですが、その代表例を挙げてみましょう。

①骨粗しょう症

ショ糖は強い酸性食品ですが、血液に入ると、体内ではそれを中和するために、アルカリ性のミネラルが動員されます。

もっともアルカリ度が高いのはカルシウムなので、骨からカルシウムを動員しようとするのです。

ショ糖をふだんから多く摂ると、骨からカルシウムがどんどん抜けていきます。

その結果、骨はカルシウム不足となり、骨粗しょう症になっていきます。

②便秘、憩室《けいしつ》、臓器下垂、ヘルニアなど

ショ糖を毎日のように摂ると、胃腸管がゆるんできます。

胃腸管がゆるむと、胃や腸は垂れ下がった状態になります。

その結果、腸の蠕動《ぜんどう》運動（消化して便になったものを排出する動き）がうまくできず、便秘になりやすくなります。

また、この状態で便を出そうと力むと、腸のなかの圧力が高まり、腸壁の一部にぷくっとした袋（憩室）ができたりします（この袋の壁は薄いため、出血もしやすい）。

胃腸のゆるみによって、鼠径《そけい》ヘルニア（脱腸）なども起こりやすくなります。

また、他の組織のゆるみにもつながります。

椎間板《ついかんばん》ヘルニアや子宮脱、さらには眼瞼《がんけん》下垂《かすい》なども引き起こします。

重症筋無力症という体に力が入らなくなる難病がありますが、これもショ糖の摂りすぎが原因であることが多いと言われています。

③浮腫《ふしゅ》、めまい

組織がゆるむと、体液が漏出しやすくなります。

その結果、全身がむくみやすくなります。

むくみは手足など体の表面だけでなく、見えない部分にも生じるので、じつはこわい。

たとえば、内耳がむくんで起こるのがメニエール氏病です。

④足白癬《あしはくせん》（水虫）、帯状疱疹《たいじょうほうしん》

ショ糖が血液に入り、カビ（真菌）や悪玉菌のエサになることは前述しました。

このため足白癬（水虫）を引き起こす引き金になります。

また、ウイルスによる病気にもかかりやすくなります。

体内に潜んでいたウイルスが暴れて起こる帯状疱疹も、ショ糖がその一因になっていると考えられます。

⑤糖尿病

糖分は胃や腸からすぐに血液に吸収されるため、糖分の多い食事をすると、血液のなかに糖分が多く（血糖値が高く）なります。

すると、体内ではインスリンというホルモンを動員して血糖を抑えようとします。

糖分を過剰に、そして毎日のように摂っていると、インスリンの動員が重なり、糖の吸収ができにくくなります（これをインスリン抵抗性と言う）。

その結果、糖尿病になっていきます。

⑥慢性感染症

にきび、ものもらい、皮膚の感染出来物、咽頭炎、気管支炎、副鼻腔炎、胃炎、腸炎、胆のう炎、胆管炎、大腸炎、虫垂炎、口内炎、上顎洞炎《じょうがくどうえん》、歯周病など。

意外ですが、これらは触ってもいないのに出てくる感染症の症状の一例です。

そして、ここにかならず関与しているのが、単純炭水化物の摂りすぎです。

意外かもしれませんが、糖分を摂りすぎると感染症にかかりやすいということも、知っておく必要があるでしょう。

単糖は認知症を引き起こす

インスリンがひんぱんに出ることで起こる病気は、糖尿病だけではありません。

脳にも大きなダメージが出ることがわかっています。

それは次のような理由によるものです。

血糖を下げるために、体内には多量のインスリンが出ますが、じつはそれが血中に到着する頃には、すでに糖分が流れてしまっていることがよくあります。

すると、多量のインスリンが血糖値を急激に下げます（これを低血糖と言う）。

低血糖になると、今度は血糖を上げるために、アドレナリンというホルモンが出ます。

このアドレナリンが、またクセ者なのです。


アドレナリンは食欲を掻き立て、しかも手っ取り早く血糖値を上げようと、甘いもの（糖分が多いもの）を食べたくなります。

この欲望は強いので、ついつい甘いものを食べすぎてしまう。

すると高血糖になり、またインスリンが出て低血糖になり、甘いものを食べる。

こうした悪循環にハマっていきます（これをインスリン・スパイクと言う）。


高血糖になったり、低血糖になったり、糖分が血液内で乱高下すれば、そこから栄養をもらっている細胞は、当然、ダメージを受けます。

その結果、あらゆる病気が引き起こされていくというわけです。

なかでも脳は、その被害をもっとも受けやすい場所と言えます。
なぜなら脳は、体のなかでいちばんエネルギーを消費する場所だからです。
低血糖に陥れば、脳はエネルギー不足となり働かなくなる。
脳にとっては、まさに死活問題なのです。

また、低血糖時に出るアドレナリンが、興奮系のホルモンであることも問題です。
格闘技や運動選手がよく「アドレナリンが出た」などと言いますね。
これはアドレナリンが出ることで、体が戦闘状態になることを表わしています。
運動など動きが必要なときにはよいのですが、平時では、精神の乱れにつながります。
イライラや異常な怒り、多動などの情緒不安定や、うつ症状を招きがちです。
また、暴力や無意識の犯罪などのさまざまな問題行動にもつながります。
もちろん、認知症などにも影響を及ぼすことは言うまでもありません。

単糖は食べてはいけないのか

このように話すと、ショ糖が諸悪の根源のように思えるでしょう。
しかし、そうは言っても甘いものを食べたいですよね？

それでよいと思います。

がんばったご褒美にケーキを食べる、コーヒーにちょっとだけ入れる。

それくらいなら全然、問題ありません。

問題なのは、お菓子や清涼飲料水を常に食べたり飲んだりしている場合です。

これらを常飲食すれば、いつも腸内は腐敗し、血液のなかには菌がウヨウヨいて、カビが生え、体のあちこちに炎症が起きて、痛みや不調がある。そのように心得ましょう。

単糖の常飲食によって引き起こされる病気を、以下に列記しておきます。


【単糖の常飲食による病気】
■消化器炎症、消化器疾患（胃炎、大腸炎）
■低血糖
■認知症（アルツハイマー型、脳血管性、レビー小体型、前頭側頭型）
■うつ病、心の病気
■骨粗しょう症
■便秘、下痢、憩室、ヘルニア、痔、胃下垂、内臓下垂
■糖尿病

■メニエール氏病、めまい、浮腫（むくみ）
■足白癬（水虫）、帯状疱疹、腸のなかのカビ、血液のなかのカビ
■歯周病、虫歯
■目の病気、鼻の病気、耳の病気
■感染症（肺炎、気管支炎、風邪、咽頭炎）
■クローン病、潰瘍性大腸炎
■アトピー性皮膚炎、ぜんそく、花粉症
■舌がん、口腔がん、上顎洞がん
■胆管がん、胆のうがん、膵臓がん、大腸がん、肺がん、乳がん、子宮がん、卵巣がん、
その他のがん
■脳の病気（注意欠陥多動性症候群、脳腫瘍）

その五

病気や呆けの真因③
腸管免疫の低下は死を招く

ここまでは、酸化と糖化の害、そして腸の腐敗について話してきました。
これらはあらゆる病気を引き起こしますが、いっぽうで、
腸管免疫力を低下させ、病気に弱い体にしてしまうのです。

志村けんさんの死に思う

この原稿の執筆中にとてもショッキングなニュースが飛び込んできました。
国民的な人気タレントの志村けんさんの訃報です。行年70歳。
面識はありませんが、同世代でもあり、彼の活躍はずっと見てきました。
その面白さはもちろんですが、善人で、優しい人で、愛の人だと思っていたからです。
とくに『天才！志村どうぶつ園』は大好きでした。あれだけ動物に好かれるのは本物

の証拠。

心が純粋で綺麗でないと動物は決して寄ってこないからです。

その志村さんが急死したのはまさに驚きであり極めて残念なことです。

志村さんの死因は新型コロナウイルス感染による肺炎です。

このウイルスについては、本書の後半（その九　新型コロナから見えてきた健康の真実）で書きますが、ここではなぜ志村さんが死に追いやられたのかを、医師のひとりとしてお話しさせていただきます。


報道によると、志村さんは病院に入院後、あまりに肺炎がひどくて病院を転々とし、最後は新宿の病院でＥＣＭＯ（エクモ）という人工呼吸器を入れたとされます。

しかし、その1週間後に息を引き取りました。

志村けんさんは、エクモで延命したのでしょうか？

そもそもエクモなる人工呼吸器で志村さんは救えたのでしょうか？

志村さんの死は本当に残念ですが、エクモでは彼を救えなかったと思います。

ただ、エクモの利点として、死ぬまで呼吸は楽だったでしょうから、これは救いです。

しかしなぜ、志村さんはそこまでひどく冒されてしまったのか？

報道によると、志村さんは毎日60本のタバコを吸っていたそうです。

しかし、4年前に重症の肺炎になって入院し、抗生剤漬けで何とか治り退院。それ以来、タバコはやめて生活していたそうですが、体の免疫低下はすさまじかったはずです。4年間タバコをやめても、簡単に免疫が上がることはないからです。

また、長年の喫煙により、肺はニコチンでいっぱいだったでしょう。

もうひとつ悪かったのは、かなりの酒豪だったこと。アルコール性肝障害だったとも言われています。

肺炎の治療後、タバコはやめたそうですが、お酒は飲んでいたとか。これも免疫低下に輪をかけたと思われます。

さらに悪かったのは4年前、肺炎のときの抗生剤治療です。抗生剤をとことん投与すれば、肺炎は治っても免疫の低下は甚だしいからです。

志村さんの体には、このような大きな負担が二重三重にかかり、免疫力はきわめて低下していたはずです。おそらく食事による改善もなかったでしょう。

彼は、そんなときに新型コロナウイルスにかかったのです。

志村けんさんの直接の死亡原因はコロナウイルスによる重症の肺炎ですが、根本は、かような数々の理由による極端な免疫力の低下によると思うのです。

同じウイルスに冒されても、軽症の人、重症化する人、亡くなる人がいます。

亡くなった人にはより強いウイルスが侵入したわけではなく、ウイルスが増殖したり、暴れたりするのを抑えられなかったのです。

つまり免疫が活発に働くか否かが、ウイルスに罹った後の結果を左右するのです。

とくに私が大事だと思うのは腸管免疫です。

腸管免疫の活性化は、ウイルスに対してだけでなく、生死を決定する因子と思います。

腸管免疫は、毎日の正しい食生活や生活スタイルによって活性化します。

新型コロナも含め、病気はふって沸いたものでは決してありません。

やはり、日常の生活の良し悪しにかかっているのです。

このことをみなさんは、ぜひ、再認識してほしいと思う次第です。

志村けんさんは、本当に助けたい魂の人でした。残念でたまりません。

免疫ってなに？

人間の体はじつに巧妙にできています。

この本ではわかりやすく簡単に書いていますが、本当はとても複雑です。

それぞれの器官が複雑に巧妙に連携をとりながら、生命活動が営まれています。

免疫はその最たるもので、各器官の奇跡的な連携で成り立っています。

たとえば、外部から侵入してくるウイルスや細菌と闘いながら、悪い奴は排除・撃退し、よい奴は体内に入れて味方にしていきます。

それをコントロールする仕組みが免疫です。


免疫機能が低下すれば、体は外敵に襲われるままになり、全身の細胞が壊れます。

外敵から身を護るだけではありません。

体内に生まれたがん細胞などを発見し、撃退するのも免疫の働きによるものです。

また、日々、体のあちこちで発生している炎症も抑えてくれます。

このため、免疫機能の低下は、慢性病や難治性の病につながってしまうのです。

つまり免疫機能は、生死に直結するものと言えましょう。

免疫は腸でつくられる

じつは、免疫の60~80%は腸管が司っていることがわかってきました。
免疫機能は全身の連携で行われるものなのに、なぜ腸管が大きな役割を担うのか？
それは他でもなく、口から入ってきた食べ物や飲み物が細菌だらけだからです。
ウイルスも同じで、目や鼻からも侵入しますが、最終的には口から入ってきます。
しかし、入ってきた細菌やウイルスは、絶対に血液に侵入させたくはありません。
もしも血中に大量の細菌やウイルスが侵入したら、人体はひとたまりもないでしょう。
肺炎をはじめとしてあらゆる炎症が起こり、生命は長くもちません。
そのため、その最後の砦となる腸には、免疫が強く備わるようになったのです。
この強力な免疫機構を「腸管免疫」とか「腸管粘膜免疫」と言います。

小腸や大腸の腸管粘膜には、全身の80%くらいのリンパ組織が集まっています。
なかでも小腸にそれが集中しています（小腸に全身の70%、大腸に10%）。
小腸のリンパ組織は、リンパ球を活性化したり、抗体をつくったりします。
リンパ球とは白血球の一種で、外敵や体内に発生した異分子を攻撃します。

そのなかでもとくに活躍するのが、ＮＫ細胞です。

ＮＫはナチュラル・キラーの頭文字。訳すと「自然の殺し屋」となります。外から入ってきたウイルスや、がん化した細胞を発見し、殺すのが役目です。リンパ球には、このほかにもＴ細胞やＢ細胞がありますが、これらは侵入してきた外敵を敵と判断したり、攻撃しやすいよう目印をつけたり、実際に攻撃したりします。

これらのリンパ球が活発に働くことで免疫力が高まることは言うまでもありません。

そして、これらの実働部隊を組織する会社のような存在が「パイエル板」。小腸には、そのパイエル板が多数存在し、特別なリンパ組織をつくっています。

日本にたとえるなら、東京（小腸）に大企業（パイエル板）が多数あるようなもの。そしてこの大企業が好調なら、そこで働く社員（ＮＫ細胞など）も活発に働きます。さらにその活気は、東京の社員（小腸のＮＫ細胞など）だけでなく、全国の社員（全身のＮＫ細胞など）にも伝わっていきます。

つまり、小腸の状態がよければ、そこに集まったパイエル板が活性し、ＮＫ細胞などの免疫の実働部隊がよく働くというわけです。

また、小腸の免疫が正常に働くことは、全身の免疫をコントロールすることにもつながります。じつは自己免疫は身を守ろうとして暴走することがあり、膠原病はその一例です。こうした自己免疫の暴走も、腸管免疫が機能することで抑えられるのです。

このように、腸管免疫がしっかり働いた結果、全身の健康が守られる――。

そのためには、腸の環境を整えておくことが、なにより大切なのですが、現実はどうでしょうか？

多くの人の腸はよい状態とは言えません。

それどころか、腐敗して毒ガスを発生しているのです。

善玉菌が多いか少ないか

では、腸がよい状態とは、どういうことでしょう？

全体の60〜80％もの免疫が集中する腸を活性化するには、どうすればよいでしょう？

結論を言えば、善玉菌の割合を増やすことです。

・善玉菌の多い腸　↓　免疫活性　↓　健康で、呆けずに、長生き
・悪玉菌の多い腸　↓　免疫不活性　↓　病気になり、呆けて、早死に

腸管免疫をつくっているのは、腸内善玉菌の力によります。
腸内善玉菌とは、小腸では乳酸菌、大腸ではビフィズス菌などのことです。
これらの善玉菌が腸の免疫細胞を刺激して、活性化する物質を出すのです。

大腸には400種類、400兆個もの細菌が存在すると言われます。
このなかには善玉菌もいれば、悪玉菌もいます。
また、善悪どっちにもなれる日和見《ひよりみ》菌もいます。
その3者の内訳は、次のような割合だとされます（東京大学名誉教授・光岡知足氏）。

【健康で長生きする人の大腸の細菌】
・善玉菌（乳酸菌、ビフィズス菌など）　28〜30％
・悪玉菌（主にウェルシュ菌）　1〜3％
・日和見菌　70％

日和見菌は、善玉菌が優位な状況では善玉の応援をし、悪玉菌が優位になると悪玉の味方になる。まさに「日和見」な菌です。

その中途半端な日和見菌が多いということは、常に善玉優位にしておかないとこわい、ということでもあるのです。

不健康な人の腸

いっぽう、不健康な人の腸内細菌は、次のような割合になります。

【不健康な人の大腸の細菌】
・善玉菌（乳酸菌、ビフィズス菌など）　0・1％以下
・悪玉菌（主にウェルシュ菌）　29～40％
・日和見菌　60～70％

善玉菌は、ものの見事に悪玉菌に転んでしまったことがわかりますね。

これまで何度も話してきたように、腸が腐敗した状態です。

間違った食事と生活スタイルが、こうした腸の悪環境をつくっています。

それは病気や認知症を引き起こすだけでなく、免疫力をも低下させます。

その結果、病気になっても治らない、ウイルスや細菌にも簡単に負けてしまう体になってしまうのです。

健康な腸と不健康な腸の見分け方

ところで、あなたの腸は健康でしょうか？

腸の状態がよいか悪いか、それを自分で知る方法があります。

オナラのにおいや、便の状態から判断するのです。

・善玉菌優位　↓　腸が発酵（よい状態）　↓　オナラ、便が臭くない
・悪玉菌優位　↓　腸が腐敗（悪い状態）　↓　オナラ、便がとても臭い

オナラも便も臭いものでしょ？

そんな声が聞こえてきそうですが、じつはオナラは臭くありません。

オナラの成分の多くは窒素、水素、炭酸ガス（二酸化炭素）、メタンガスなどですが、これらの成分には臭いがありません。だから臭くないのです。

ところが、腸が腐敗すると、アンモニアやアミン、硫化水素などの窒素残留物が発生。これが悪臭を放つのです。腸の状態が悪化するほど臭くなっていきます。

赤ちゃんのうんちのにおいを嗅いだことはあるでしょうか？

食べ物のカスですから、まあ、よい香りとは言いませんが、それほど臭くありません。とくに母乳を飲んでいる時期のうんちは、ヨーグルトのような、ちょっと酸っぱいにおいがします。乳酸菌やビフィズス菌が多いからです。

とても大事なうんちの話

オナラや便のにおいや形は、腸内の健康状態を知るすばらしいバロメーターです。

オナラや便が異常に臭かったら、腸内で腐敗が起きていると思って間違いありません。

昨日、なにを食べ、なにを飲んだか？

食べすぎた、飲みすぎた、肉を食べた、甘いものを食べた、生野菜を食べなかった……など、思い当たることがあるはずです。


便に関しては、回数も注意してほしいところです。

腸の状態がよい人（健康な人）は、毎日、かならず排便します。

2日に1回の排便で健康な人はいません。

なぜなら、便は1日出ないだけで、腸のなかの腐敗菌は加速度的に増えるからです。

こうなれば、免疫力も急激に落ちるでしょう。


便の形も見るようにしましょう。

腸の状態がよい人（健康な人）ほど、太く、しっかりした形の便が出ます。

直径は2～3㎝、長さは15㎝ぐらい。

これくらいの太くて、長くて、バナナのような便がスッと出るのは健康な人です。

健康な人の便は、適度な水分を含んでいるので、スルッ、ツルンッと出ます。

逆に、硬くてコロコロした便や、水のような下痢がつづく人は、要注意です。

コロコロした便は、質のよい脂肪が不足しているときに出やすく、水っぽい便は脂肪を摂りすぎているときに出やすい、と覚えておきましょう。

硬くなるのも、柔らかすぎるのも、胃腸の消化・吸収がうまくいっていない証です。

免疫力も落ちており、病気に対する抵抗力が弱くなっていると気づきましょう。


色も大事です。

腸の状態がよい人（健康な人）の便は、黄色っぽい色をしています。

腸の状態が悪い人ほど、黒くなり、茶色の色が濃くなります。

肉類中心で、脂肪の多い食事をしている人は、このように黒くなりがちです。

便が、いつも以上に黒かったり、どす黒い便がつづいたりしたら、要注意です。胃や腸のどこかで出血をしている可能性があるからです。

さらにコールタール状の便なら胃潰瘍や十二指腸潰瘍、胃がんなどの疑いもあります。


便の量に関しては、重さを測るわけにはいかないので、あくまでも目安です。

ふつうは1回に100〜200g前後。多い人は1日に300〜500gぐらい出ます。

とはいえ、便の量には個人差もあるし、日によっても違うので、まずはしっかり出すことを心がけてみましょう。

腸内環境を悪くしないために

長生きするためには、病気にならないのがいちばんです。

しかし、もし病気になったとしても、免疫力が保たれていれば回復できます。

また、目に見えないウイルスや細菌からも身を守ることができます。

そのためには、免疫力を支える腸管粘膜免疫を活発にしておくことです。
つまり、腸内環境を整えておくことが、健康の大原則なのです。
それには腸の善玉菌を増やすこと、そして腸の悪玉菌を減らすことです。

それにはやはり、食生活を整えることがいちばんの近道となります。
基本的には76ページで話した腸内腐敗を防ぐ方法と同じです。

- **食べすぎない**
- **動物性たんぱく質を食べすぎない**
- **糖化物質や単純炭水化物を食べすぎない**

ということです。

腸内環境をよくするカギは食物繊維

もうひとつ、とても大切なのは、食物繊維をしっかり摂ること。
野菜や果物を毎日欠かさず、そしてたっぷり食べることです。

食物繊維が腸に及ぼす効果を簡単に挙げてみます。

①善玉菌を優位にする

食物繊維を多く摂ると、腸内で善玉菌（ビフィズス菌など）のエサとなり、善玉菌が増えて優位になります。

逆に、食物繊維が少ないと、善玉菌は急激に減少し、ウェルシュ菌などの悪玉菌が優位になってしまうのです。

②腸内の不要物を排出する

人間の体では、食べたものがすべて消化されて栄養素になるわけではありません。不要なカスもあり、それは便として排出されます。

うまく排出されればよいのですが、残ると腸内を腐敗させる原因になります。

この不要なカスを、包み込んだり吸着したりして、排出してくれるのが食物繊維です。

日本人の食物繊維の摂取量は年々減りつづけ、それとともに、便の量も減っています。

つまり、不要なカスが腸のなかに残っていることを物語っているわけです。

食物繊維をしっかり摂る人は、カスが掃除され、腸内腐敗が起こりにくくなるのです。

③短鎖脂肪酸の材料になる

近年注目され、健康の重大なカギを握ると言われているのが短鎖脂肪酸です。食物繊維は、この短鎖脂肪酸の材料になるのです。

では短鎖脂肪酸は、どのような働きをするのでしょうか？

簡単に言うと、次の3つです。

A・大腸の粘膜をつくる

腸管粘膜免疫には絶対に欠かせない要素です。

大腸がん、大腸炎、大腸ポリープなども、短鎖脂肪酸が多いときにはなりません。

B・悪玉菌を殺菌

その名からもわかるように、この物質は酸の一種です。

したがって殺菌作用があり、悪玉菌はほとんど駆逐されます。

しかし善玉菌はむしろ繁殖するのです。

C・全身の粘液をつくる

短鎖脂肪酸はなんと、その97％が大腸で吸収され、全身に拡散します。

さまざまな働きをしますが、最高の仕事は粘液を生むことでしょう。

粘液は、あらゆる細胞や臓器の緩衝となったり、菌やウイルスから守ったりします。脳、胃、食道、心嚢、心肺、気管支、口の中、鼻や副鼻腔、目、耳、喉、腸、子宮、卵巣、膀胱、腎、膣、精巣・睾丸など、まさに全身を保護してくれるのです。

現代人は食物繊維が足りない

健康な体を維持するには、1日当たり25~35gの食物繊維が必要と、私は考えます。国の目安では、成人男性20g、成人女性18gですが、これでは足りません。しかし日本人は現在、この数字にさえ、まったく届いていないのが実情です。いっぽうで、動物性たんぱく質などは増えています。

肉(動物性たんぱく質)を多食し、食物繊維の少ない人の腐敗した腸のなかでは、すさまじい毒素が発生し、ニトロソアミンという発がん物質が蔓延してしまいます。この物質はさまざまながんを引き起こしますが、とくに多いのが大腸がんです。

事実、日本では、肉の消費量は年々増え、野菜や果物は減りつづけています。そして、それと合わせるかのように、大腸がんが増えているのです。

1950年には、大腸がんで亡くなる人は年間5000人でした。

ところが2014年には4万8485人が大腸がんで亡くなっています。約10倍という異常な増え方です。

この背景に、肉食過多と食物繊維不足があることは疑いようがありません。

このように食物繊維の不足が、さまざまな病気を引き起こしています。

うどん、スパゲティ、パン、白米、甘いお菓子など、単純炭水化物（単糖）の過食が悪いということについても85～94ページで詳しく話しました。いわゆる糖化の害が見られるからです。

これらの食物には、食物繊維が圧倒的に不足しているのも問題です。

悪玉菌のエサばかりが増え、腸内が悪玉菌優位に転んでしまうからです。

肉や炭水化物を食べるなら、野菜や果物もいっしょに食べることは健康の条件です。

しかも肉や炭水化物より、野菜や果物を多く摂ることは健康を考えれば当然です。

昨今では、腸内の善玉菌を増やすために、ビフィズス菌入りのヨーグルトや健康食品を食べる人が増えているようです。

そのように気を使うことはとてもよいことだと思います。

しかしそれよりも、繊維質の野菜や果物を摂るほうが効果的です。

なぜなら、これまで話したように、食物繊維は腸内の善玉菌のエサになるだけでなく、有害物質を排泄したり、短鎖脂肪酸をつくって悪玉菌を殺菌したり、全身の粘液をつくるなど、複数の効果があるからです。


では、食物繊維が多く含まれている食物はなんでしょう?

代表的なのは、野菜や果物ですね(食品としては寒天がダントツに食物繊維量が多い。詳しくは拙著『腸スッキリ! 細切り寒天健康法』をお読みください)。

野菜や果物には、ビタミンやミネラル、酵素などの成分も多く含んでいます。

これらの成分は、体を健康な状態で維持するためには欠かせないものです。

とくに酵素は、私が長年研究してきたテーマで、生死を分ける最大のカギです。

生物は酵素が不足してくると、死ぬようにできています。

病気も認知症も長生きも、酵素が大きな決め手となり、酵素なしには語れません。

次章では、酵素の大切さがよくわかるお話をしていきます。

その六

病気や呆けの真因④ 長生きの秘訣は酵素にある

酵素とはなんでしょう?

なぜ酵素が生死を分ける決め手になるのでしょう?

酵素を体のなかで増やすには、どうしたらよいのでしょう?

酵素が激減する中高年の方には、とくに知っておいてほしい話です。

酵素は生命に欠かせない

「酵素って最近よく聞くけど、よくわからない」

そんな声を多く耳にします。

それはそうかもしれませんね。なぜなら酵素の働きは、あまりにも広いからです。

だから、こう覚えておけばいいのです。

酵素がないと人間は生きていけない、と。


でもなぜ、酵素がないと生きていけないのでしょう?

たとえば、酵素がないと、食べたものが消化できません。

また、日々の疲労やダメージから回復することができません。

体の細胞を新たにつくったり、傷ついた細胞を修復したりできません。

酵素がないと、心臓や脳をはじめ、さまざまな臓器は、まともに働きません。

血液も巡らないし、そもそも血液をつくることもできません。

呼吸もできないし、手足を動かすこともできません。

それどころか、目を開けたり、口を動かしたり、考えることさえできません。

つまり、酵素がないと全身の機能が止まってしまうのです。


私たちは、食物を食べ、それを栄養に変換し、それをもとに細胞がつくられます。

また、その栄養をエネルギーにして、細胞は活動をします。

学者的な言い方をすると「代謝」とか「化学反応」のことです。

人間の体には60兆個もの細胞がありますが、そのひとつひとつがきちんとつくられ、体むことなく働いていられるのは、代謝や化学反応という仕組みがあるからです。

そして、この仕組みをスムーズに進めてくれるのが酵素です。

細胞のひとつひとつは、酵素なしには働いてくれないのです。

「酵素」と言うからわかりにくいけど、「命を維持する素」と考えればよいでしょう。

酵素が尽きると寿命も尽きる

私は長年、酵素を主体にした栄養学・健康学を研究し、治療に用いてきました。

そして、酵素が本当に人間の寿命を決めていることを知りました。

じつは人間は、体内の酵素が半分くらいになると、死を迎えるのです。

もちろん、患者さんの体にどれくらいの酵素があるかを測ることはできません。しかし、長年の臨床経験や研究を通じて、それは正しいと確信しています。

そもそもこの「酵素が半分になると死ぬ」という理論は、動物における説でした。

動物たちは死後、自分の死体を溶かすために酵素を半分残しておく、というのです。

つまり、酵素が半分に減った頃が死にどき（＝寿命）というわけです。


野生動物の体は、死後、骨を残して溶けてしまいます。

これは酵素の働きによるものです。
まさにそれは天が施した自然の摂理と言えるもの。
人間も例外ではなく、私たちの体にも、この自然の法則が備わっているのです。
酵素が半分になれば死ぬ――。
逆に言えば、酵素が半分にならなければ死なない、ということです。
私が注目したのはこの点です。
体のなかの酵素を減らさない、あるいは増やしていく。
こうして半分にならないようにすれば、長生きは可能だと考えたのです。
しかし、はたしてそんなことができるのでしょうか？

人間は150歳まで生きられる

結論から言えば、それは十分に可能です。
酵素を増やすこともできるし、減らないようにすることもできる。
その結果、長生きすることはできます。
しかし、永遠に生きられるわけではありません。
150歳くらいが限度ではないか、と私は考えています。

一説によると、縄文時代の日本人は150歳以上の長寿だったと言われています。

また、4000年くらいまえの古代バビロニア（いまのイラク辺り）の人々は、180～200歳まで生きたことが、当時の人骨を調べた結果、わかっています。

なぜそれほど長生きできたかは定かでありませんが、ひとつ言えることがあります。

それは、彼らの食事は酵素たっぷりのものであっただろう、ということです。


「酵素たっぷりの食事」とは、次のようなものです。

- **ローフード（生食）**
- **プラント・フード（野菜や果物）**
- **ホール・フード（食物を丸ごと食べる）**

現代で言う、ヴィーガンの食事です。


なぜ、こうした食事が長寿につながったのでしょうか？

ひと言でいうと、生の野菜や果物がたっぷり含まれているからです。

また、こうした食事は、酵素の消費量が少なくて済むからです。

つまり、酵素が減るのを抑え、増やす食事と言えるのです。

酵素とはなにか

人間の体のなかでは、日々、酵素が生産されます。

しかし同時に、さまざまな生命活動によって、酵素を消費します。

酵素には、大きく分けて2種類あります。

「消化酵素」と「代謝酵素」です。

消化酵素は、食べ物の消化・吸収に使われる酵素です。

たとえば、口のなかの唾液にはアミラーゼという酵素が含まれており、炭水化物（でんぷん質）を分解します。同じように、胃では胃液に含まれるペプシンという酵素がたんぱく質を分解し、膵臓ではリパーゼが脂肪を分解し、小腸ではスクラーゼがショ糖を分解します。

この他にも、合計で24種類の消化酵素があり、それぞれの臓器では、この酵素の力を借りて食べ物を次々と分解し、吸収していくわけです。

いっぽう、代謝酵素は、人体をつくり、動かすのに使われる酵素です。

消化・吸収された成分をエネルギーに換えたり、古い細胞と新しい細胞を入れ替えたり、傷ついた細胞を修復したり、有害な毒素や老廃物を排泄したりします。

細胞がしっかり働くよう見守ったり、手助けをしたりするのも代謝酵素の役目です。

人間が生きるため、人体を正常に動かすために行っている地道な活動は、すべて酵素の力によって成り立っているのです。


酵素は、人体という工場のなかで働く作業員のようなものと言えます。

ほかの栄養素は、工場の「資材」になったり、「動力」になったりしますが、酵素は「作業員」となるのです。

作業員が不足したり、いなくなったりすれば、工場の活動は止まってしまったり、事故が起きたりします。

人体において、それは病気や死を意味するのです。

老化と共に酵素の生産量は減っていく

消化酵素と代謝酵素。この2つの酵素が、体のなかに十分にある状態だと、細胞はしっかり働くため、人は病気になりにくく、老化のスピードは遅くなります。

逆に、この2つの酵素が減ってくると、細胞はどんどん劣化し、さまざまな病気になりやすく、老化も加速します。

中高年になると多くの人が「あそこが痛い、ここが痛い」とか「目が悪くなった、歯も抜けた」などと、これまでなかった不調を次々と訴えるようになりますね。

これも体内の酵素が減ったことや、酵素の力が弱まったことが関係しています。

じつは、生まれたばかりの赤ちゃんの酵素量は、高齢者の数百倍もあると言われます。

私たちは、体のなかに無数の酵素をもって生まれてきます。

そして、生まれた後は、日々、体のなかで酵素をつくっています。

しかし、加齢と共に、体内の酵素量は徐々に減少していきます。

酵素をつくる力は20歳頃にピークを迎え、40歳くらいから急激に衰えるからです。

さらに、酵素そのものの力も、年齢と共に弱くなっていきます。

生産能力や酵素力は落ちていくのに、酵素は毎日、消費されていきます。

お金にたとえるなら、収入が減ったのに、ばんばん浪費しているようなものです。

その結果、ついには生命を維持できる酵素量を下回ってしまいます。

こうして人間は、死に至るわけです。

まるで、スマートフォンのバッテリーみたいですね。毎日充電しても、バッテリーは少しずつ消耗していき、古くなるとすぐに充電切れを起こすようになります。

そしてある日、電源が入らなくなる……。これと似ています。

酵素が減ったら外部から取り入れる

年齢と共に酵素量は落ちていきます。また、酵素の力そのものも弱まっていきます。

しかし、こんなピンチを救ってくれる方法が、ひとつだけあります。

それは、外部から酵素を取り入れることです。

これには2つの方法があります。

ひとつは「食物酵素」で、文字通り食材に含まれる酵素です。

次のような食材には、多くの酵素が含まれています。

- **生の野菜や果物**
- **生の魚**
- **納豆や漬物、キムチ、生みそなどの発酵食品**

※生の肉や、発酵乳製品（チーズやヨーグルト）にも酵素が含まれていますが、体に対しての害が

多いため、このリストには加えません。


もうひとつは「腸内細菌の酵素」です。

腸内の善玉菌は、食物を分解・合成して発酵させながら増殖していきます。

このときにすごい量の酵素を生み出しているのです。

善玉菌の酵素の量は、体のなかで生み出される酵素の150倍と言われています。


前章では、腸内腐敗を防ぐために生の野菜や生の果物を多く食べる、と言いましたが、じつはこれには「酵素を増やす」という目的もあったわけです。

しかし、なぜ生の野菜や生の果物なのか？

それは、酵素が熱に弱いからです。

たとえば48度の温度下に置かれると、酵素は2時間後には働きを止めます。

50度だと20分、53度だと20秒、60度以上だと即死です。

つまり、野菜を加熱調理すると酵素が失われてしまうのです。

たしかに加熱しても、食物繊維やほかの栄養素は残ります。

しかし、野菜が秘める酵素パワーの損失は、健康に大きな被害をもたらします。

過食によって酵素はどんどん失われる

体のなかには、およそ３０００種類の酵素があると言われます。

これに加えて、外部からも酵素を取り入れていく。

これによって、私たちはある程度の年齢まで酵素を保つことができるのですが、実際は、ムダ遣いして、寿命を縮めてしまっているのが現状です。

その３大ムダ遣いとも言えるのが、次の３つです。

・食べすぎ
・動物性たんぱく質の食べすぎ
・糖化物質や単純炭水化物の食べすぎ

そう、これまでに何度も出てきたお馴染みの悪者たちです。

細胞を酸化させたり、腸内腐敗を引き起こしたりすると説明してきましたが、酵素のムダ遣いにも関わっているのです。

じつは、消化には膨大なエネルギーを必要とします。

アメリカでナチュラル・ハイジーンという自然健康法をけん引し、すばらしい成果を上げている松田麻美子先生は、次のようにおっしゃっています。

「1食をしっかり食べるということは、フルマラソンを走るエネルギーに匹敵する」。

食後に眠くなったり、記憶力が悪くなったりするのは血液が胃と腸に集中するからです。

同じように、消化酵素も大量に消費されているのです。

食べすぎれば、さらに多量の消化酵素を使うことは言うまでもありません。

また、動物性のたんぱく質や、甘いものの過食も、これに追い打ちをかけます。

食べ物が消化器官を通過するのにかかる時間（消化時間）は、平均すると25～30時間だと言われています（果物はどれもひじょうに短い）。

ところが、肉や魚などの動物性たんぱく質は、その2倍以上もの時間がかかります。

つまり、消化酵素をより消費することになり、その結果、体のなかでは消化酵素が不足状態になってしまうのです。

体内の酵素はほぼ一定量なので、たくさんの消化酵素が必要になると、代謝酵素が消化に回されることになり、結果的に代謝酵素も不足状態になります。

いっぽう、消化酵素の不足は、消化力を下げ、消化不良にもつながります。するとと腸内には食べ物のカスが溜まり、腸内が腐敗します。これによって、消化器官、血液、血管、全身の細胞がダメージを受けます。こうなると、代謝酵素が全身で大量に必要とされるのです。

酵素不足は認知症にも悪影響を与える

ただでさえ、消化酵素の応援で手薄になっているところに、全身の細胞を修復しなくてはいけなくなるため、体内では慢性的な酵素不足が起きます。

酵素が不足すれば、生命活動に必要な代謝や化学反応が十分に行われなくなります。

すると、病気から体を守る免疫力が低下します。

その状態が長くつづくと、病気にかかりやすくなってしまうのです。

日常的な酵素不足は、脳にも悪影響を及ぼします。

脳のなかでは、日々、たんぱく質のゴミが出ています（40ページ参照）。

これを掃除（代謝）するのも酵素の役目のひとつです。

この脳のゴミは、若い人にも出るのですが、代謝酵素が十分にあるときにはきれいに掃除できていたのに、年齢と共に掃除しきれなくなり、徐々にゴミが溜まってくるのです。

その結果、脳の細胞が働かなくなり、組織がやられ、脳の情報ネットワークが崩壊してしまうのが認知症です。


つまり、食べすぎの習慣がある人や、毎日のように肉や甘いものを食べる人は、慢性的に酵素が不足した状態になり、認知症になりやすくなってしまうというわけです。

私が酵素医学に打ち込んだ理由

健康で呆けずに長生きしたいなら、悪い食事をやめて酵素のムダ遣いをなくすこと。

そして、年齢と共に不足しがちになる酵素を、よい食べ物からたっぷり摂ることです。

つまり、肉食や単純炭水化物を減らし、生の野菜や生の果物と自然な発酵食品を増やすことは、健康長寿を考えるうえで、まさに一石二鳥のベストな方法だと言えましょう。

ただ長く生きるだけでなく、理想的な人生をまっとうするなら、この方法です。

寝たきりや認知症などにならず、亡くなる前日まで元気で暮らし、眠ったまま静かに息を引き取る――。

私はそんな人生の終焉を望んでいますが、みなさんはどうでしょう?

おそらく多くの方にとってもそれは幸せだと考え、私は酵素医療をつづけてきました。

この治療をはじめたのは、いまから25年ほど前、1990年代半ばでした。

当時の日本では「酵素」という言葉さえ、ほとんどの人は知らなかったでしょう。

そんななかで、なぜ私が酵素医療を目指したのか?

それにはひとつの悲しいきっかけがありました。

私は1980年頃から医療の中心を食養生に切り替えました。

薬を使わない治療です。当時は玄米菜食(マクロビオティック)を指導していました。

本も何冊か出しており、ある女性から手紙をいただきました。

「玄米菜食を実践しています。そのおかげで健康です」と。

それから数か月後、その女性のご主人から電話がありました。

奥さまは、末期の膵臓がんだというのです。

すでに全身への転移もみられ、とくに肝臓では90％ががんに侵されている。

「もって3～4日の命と、医師に言われました。鶴見先生、どうにかなりませんか？」

電話口で私は茫然としつつも、ある程度の対策をお伝えしました。

しかしおよそ1か月後、ご主人から「家内が亡くなりました」と連絡を受けたのです。

ご主人は悲しみに暮れながらも、私にこう言いました。

「鶴見先生のおかげで3～4日と言われた命が1か月延びました。ありがとうございます。でも先生、家内はどうしてがんになったのでしょう？　家内は人一倍、食事に気をつけていたので、不思議で不思議で……」

私も不思議でした。

体によい食事を実践されていたのに、なぜ若くしてがんに冒され、亡くなってしまったのか？　真面目に食事をしていたのに、どこがいけなかったのか？

それをきっかけに私は、「玄米菜食が本当に健康にいいのだろうか？」と疑問を抱くようになったのです。

ひとつだけわかったことがありました。

それは彼女がすべての食材を加熱調理しており、長年、生のものを食べる機会がなかったことです。

そんなとき、私はエドワード・ハウエル博士の「酵素栄養学」に出合ったのです。

それをヒントにしてたどり着いたのが、酵素の重要性と、それを活用した医療なのです。

酵素の力を活かすためには、加熱しない「生」であることが重要だと気づいたのです。

体内の酵素を充足させて病気を予防・改善する

たとえば、慢性の頭痛があった場合、ふつうの医師は薬で治療しようとします。

しかし、私の治療では、まず、体に悪い食べ物をしばらく中止してもらい、生活スタイルを改善してもらうことからはじめます。

その後、断食を何日間かしてもらいます。

腸のなかを空にし、腸の腐敗を取るのです。

これが頭痛の原因だからです。

薬を飲めば一時的に痛みは消えるかもしれませんが、元凶はそのまま放置されます。

それどころか、薬によって、ますます悪化していきます。こうなれば、ますます強い痛みや、もっとおそろしい病気が引き起こされることになるのです。

それなので私は、まずは元凶である腸の腐敗を取ったうえで、次のステップに入ります。ヴィーガンの食事（生野菜と果物）に変えて、酵素を増やしながら、全身の炎症を抑えていくのです。

すると、脳の血流はきわめて改善します。

血流が改善すると、脳に大量に存在していた活性酸素は一切なくなります。

頭痛の元はなくなるため、あの嫌な頭痛から解放されることになるというわけです。

改善したのは頭痛だけではありません。

炎症は体のあちこちで静かに起こっていたはずです。

ただ、それが顕著な症状としては現れていなかっただけのことです。

たとえは悪いですが、家事のまえのボヤみたいなことが、あちこちで起きていたのです。

そして、どこかに少し大きめのダメージが加わったとき、大きな火災（病気）が起こるというわけです。

日頃から体のなかに酵素を満たしておくことで、修復力や免疫力は大きく上がります。

酵素生活のポイント

酵素の減少を極力抑え、酵素が増えるように心がける。
私はこれを「酵素ライフ」と呼んでいます。

酵素ライフのいちばんのポイントは食事で、生野菜と果物が中心です。
食習慣も大切です。
過食はもちろん厳禁です。
また、夜食や、夕食後にすぐに眠るのもやめるべきです。

生活習慣も重要です（171～181ページで詳述します）。
タバコは絶対にNGです。酵素を多大に消費します。
お酒もごく少量に控えるべきです。
薬もできるだけ遠ざけましょう。
ストレスも酵素を浪費する代表です。

そして、きわめて大事なのが睡眠です。

7・5〜8時間の睡眠は絶対条件です。

なぜなら、夜、眠っているあいだに酵素がつくられるからです。

「忙しくてそんなに寝てられない」と言う人がいますが、そういう人こそ眠るべきです。

忙しい人こそ細胞はダメージを受けています。酵素のチャージが必要です。

スマホと同じです。使用頻度が高ければ電気の減り方も早く、充電が必要なのです。

赤ちゃんがよく眠るのは、代謝が活発で酵素を必要とするからです。長時間の睡眠で酵素をチャージしているのです。

また、100歳を超えたようなお年寄りは、一日中うとうとと眠っています。

体のなかの酵素がきわめて少なくなり、四六時中、酵素をチャージしているのです。

体調が悪いときにも注意が必要です。

病気のときにはよく「元気をつけるために無理してでも食べたほうがよい」などと言う人がいますが、酵素医学的には、とんでもない話です。

胃に入ったまま寝てしまったら、胃の中のものはよく消化されず、かならず腐敗するからです。

しかも、病気のときには胃腸の働きが落ちているため、腐敗を増長してしまいます。体調が悪いときは、食べないことがいちばんの養生なのです。食べないことで胃腸を休ませ、消化酵素を温存し、代謝酵素が十分に働ける状況をつくる――。

それは動物を観察すればわかります。

動物は体調が悪いときは、なにも食べずにじっとしています。食べ物を口に入れず、ファスティング（断食）することで、消化酵素を温存し、代謝酵素が十分に働く状態をつくる術を本能的に知っているのです。

私がみなさんに伝えるメッセージはこうです。

「どうか、消化酵素をムダ遣いしないでください。いまは健康を回復するために、代謝酵素が忙しく働いています。無理に食べることはありません」

こうして「植物性食品＋断食」の酵素生活をすると、大抵の不調は取れ、病気も治っていきます。

酵素医学から見たアルツハイマー病

少し難解な話になりますが、酵素医学的にアルツハイマー型認知症を捉えてみます。

アルツハイマーは脳の海馬の萎縮から起こります。

その本当の原因は、脳の伝達物質（アセチルコリン、セロトニン他多数）の酸化にあります。これにより脳がしっかりと稼働しなくなり、アルツハイマーに向かうのです。

しかし、一般的には次のことが原因だとされています。それは「アセチルコリンを分解するコリンエステラーゼという酵素が多く出すぎて、アセチルコリンが減少し、海馬の機能が悪化したから」だと。

そこで1997年、日本の化学者が「アリセプト」という薬をつくりました。このアリセプトは、アセチルコリンを分解するコリンエステラーゼを阻害する薬なのです。

つまり、コリンエステラーゼが出なく（少なく）なれば、アセチルコリンの減少を妨げることができ、アルツハイマーは治る、と考えたわけです。

しかし実際には、この薬の効果は驚くほど少なかったのです。

ほとんどが無効で、たとえ効いたとしても短期間だけでした。

なぜ、この薬の効果はなかったのでしょうか？

その理由は簡単です。コリンエステラーゼを一時的に薬で抑えても、脳が酸化している限り、コリンエステラーゼは無尽蔵に湧き出てきて、薬では抑えきれないのです。


けっきょく薬では、アルツハイマーは治りませんでした。それは、この薬が表面的な症状を抑えるものでしかなかったからです。

やはり、認知症の予防や改善には、根本の見直しが必要なのです。

それには、「なぜ、アセチルコリンを分解するコリンエステラーゼが多く出ていたのか？」ということを考える必要があります。


コリンエステラーゼという酵素は、やむを得ず出てきた悪玉酵素です。脳の中が抗酸化物質（ファイトケミカルやビタミン、ミネラル、そして酵素）で常に満たされていたならば、コリンエステラーゼが必要以上に出ることはなく、アルツハイマーは起きないのです。

もし薬を出すなら、「コリンアセチルトランスフェラーゼ」というアセチルコリンを活性化させる酵素を出すべきです。なぜなら、アセチルコリンが減ったからアルツハイマーになるのであり、そのアセチルコリンの減少を抑制する一番手は酵素だからです。

コリンアセチルトランスフェラーゼという酵素は、常にアセチルコリンを活性化します。つまり、この酵素は単独ではないので、酵素のある食物を食べ、最良の酵素サプリメントを使用すれば、コリンアセチルトランスフェラーゼは活性化し、常にアセチルコリンも活性化するのです。

ちょっとむずかしくなりましたが、整理すると次のようになります。


1・アルツハイマーの原因は、海馬の萎縮。

2・その海馬の萎縮の原因は、アセチルコリンの減少。

3・アセチルコリンの減少は、酵素の少ない食生活から。

4・一応、コリンアセチルトランスフェラーゼという酵素が少なくなるとアセチルコリンが出なくなってしまうと言われている。

5・しかし、コリンアセチルトランスフェラーゼに絞らなくても、総合的な酵素サプリを摂れば入っていく。

6・また、生野菜、果物、発酵食品にも酵素は含まれている。

7・けっきょく「酵素食」と「最良の酵素サプリ」がアルツハイマーの予防や治療にはベストである。

こういうことが言えるのです。

そのためには、消化酵素を温存し、代謝酵素を活性化することです。

そして、それを実現するのが、「生野菜と果物食」と「少食」というわけです。

つまり、アルツハイマー（認知症）を防ぐには、生野菜や果物を食事の中心（ヴィーガン）にし、常に少食（ときどき断食）をするのが最良の方法なのです。

40ページでもお話ししましたが、アルツハイマーの直接の原因は「アミロイドβ」というたんぱく質です。このアミロイドβというたんぱく質も酵素の多い食物や最良の酵素サプリメントを摂っていれば、たまることはないのです。

「酵素力」が最大の認知症予防というのはこういうことです。

脳と脂肪の重要な関係

さて、ここまで「病気や呆けの真相」として4つの原因（酸化・糖化・腸管免疫の低下・酵素の不足）についてお話ししてきました。最後に最近の医学界のトピックについてお話しします。それが「脂肪」のことです。

悪い脂肪を摂ると認知症になりやすくなります。では悪い脂肪とはどんなものがあるかというと、①酸化した脂肪、②トランス型脂肪酸、③リノール酸油（オメガ6）の3つです。特に①と②は極めて重要な悪因子となります。③は必須脂肪酸のため、ある程度は必要ですが多すぎると毒性が出現します。

さて、これらの脂肪がなぜ脳に悪いかを書く前に、なぜ脂肪が脳の働きに重要なのかを説明します。

1．脂肪は神経細胞やその一部が伸びた軸索《じくさく》という臓器の主成分であること
2．脂肪はミエリン鞘《しょう》（髄鞘《ずいしょう》）の主成分（80％）であること

脳内には1000億個もの神経細胞が存在します。脳で発生した情報は電気シグナルとなって軸索というケーブルを通して、脳の別の箇所に送られます。このケーブルを覆っているのがミエリン鞘というほとんど脂肪でできた鞘なのです。

もし良質な脂肪が不足すればミエリン鞘は薄くなり、電気シグナルは漏電します。そのため神経伝達物質の情報の伝わるスピードは落ち、次第に情報は伝わらなくなります。

電気シグナルは、神経細胞膜が柔らかいと伝わりやすくなります。神経細胞膜の70％は脂肪（残りの20％はたんぱく質、5％はコレステロール、5％はビタミンE）でできてい

ますので、柔らかさは脂肪の質で左右されます。

つまり、よい脂肪は柔軟な脳神経細胞を作り、悪い脂肪は硬くするので電気シグナルは伝わりにくくなり、脳はどんどん劣化するのです。

脳の中には水を除くと脂肪が60％もあると言われています。そのほとんどを神経細胞膜が占めているので、この細胞膜を形成する脂肪の質の良し悪しが重要になってきます。

脂肪は飽和脂肪酸、一価不飽和脂肪酸、多価不飽和脂肪酸（オメガ3とオメガ6）がありますが、体に入ったこれらの油脂は体内で転換されることはありません。つまり、体に入った油が細胞膜や細胞になるのです。

そのため、食物で摂る脂肪の内容の良し悪しが健康の分かれ目であり、認知症の分かれ目となります。

昔は脂肪そのものが「悪」の代表のような言われ方をした時代がありましたが、脂肪はじつはもっとも健康を左右する栄養素だったのです。

悪い脂肪は認知症の大原因のひとつ

では認知症になる3つの悪い脂肪についてお話しします。

まずは、「酸化した脂肪」です。

時間の経った油はどんどん酸化します。酸化とは腐ったということであり、酸化した油は活性酸素の塊のようなものになります。こんな脂肪を摂ったら軸索やミエリン鞘が劣化するのは当然です。


次に「トランス型脂肪酸」です。トランス型脂肪酸は天然に存在するものは害が少ないとされていますが、人工でできたものはかなりの毒性があります。

人工のトランス型脂肪酸にはどんなものがあるかというと、①マーガリン、②ファットスプレッド、③ショートニング。これらには数%〜10数%のトランス型脂肪酸が存在します。デンマークでは2%以内の存在ならば健康には害はないとして使用許可されています。

次に、④油で揚げた料理や炒め物、⑤パン、ビスケット、ケーキ、スナック菓子。これらは数%とそんなには多くないにしても、揚げ物や炒め物、焼き菓子を食べつづけていると「糖化」の害に加えて、トランス型脂肪酸も積もり積もっていきます。


では、トランス型脂肪酸はどうして体によくないのでしょうか？

アメリカ食品医薬品局の推定によりますと、米国疾病管理部予防センターの研究では、「食事中のトランス型脂肪酸を排除することで、アメリカでは毎年1万人から2万人の心臓発作と3000人から7000人の心臓病による死亡を防ぐことができる」と報告しています。

また、WHOとFAOの2003年のレポートでは、トランス型脂肪酸は心臓疾患のリスク増加との強い関連を指摘しています。

トランス型脂肪酸は1日2gまでなら害は少ないとされていますが、毎日8g以上ものトランス型脂肪酸を摂りつづけるとあらゆる病気のもとになることが報告されています。

2016年のWHOによるレポートによると、トランス型脂肪酸の過多摂取は次の疾患を起こすと言っています。①心疾患（狭心症、心筋梗塞、不整脈など）、②認知症などの脳の疾患、③その他の疾患。

人工的なトランス型脂肪酸は、一価不飽和脂肪酸に水素（H）を添加し人工的に飽和させ固形にしたものなのです。その人工飽和脂肪酸はほとんどプラスチックと同じような代物です。つまり腐りにくい。

しかし、腐らないものが体に入るなんて恐ろしいですよね。そんなものが体に入るということは、極めて大変なことなのです。

60兆個あると言われている人間の細胞膜は70％が脂肪（リン脂質）です。この細胞膜に人工的なトランス型脂肪酸が入ると細胞膜の機能は損なわれ、細胞が破壊され、細胞の中の核のDNAもやられ、次第に細胞そのものが働かなくなり、あらゆる病気につながるのです。

悪い脂肪の3つ目は「リノール酸脂肪」です。

必須脂肪酸にはオメガ3（α-リノレン系列）とオメガ6（リノール酸系列）の2つがあります。リノール酸脂肪はオメガ6であり、必須脂肪酸なので体にいいような印象がありますが、じつはそうではありません。

これが1対1とバランスよく体に入っていれば問題はありません。問題となるのは、このバランスが悪くなったときです。たとえばオメガ3とオメガ6の比が1対9というような摂り方の場合、ここぞと体は悪くなっていきます。

オメガ6（リノール酸系列）脂肪酸で気をつけたいものは、サラダ油、大豆油、ゴマ油、コーン油、ヒマワリ油、ベニバナ油などです。これらの摂りすぎに気をつけましょう。

〈オメガ6（リノール酸系列）脂肪酸の特徴〉

・血管が収縮する　・血流が悪化する　・微小循環が悪化する　・血圧上昇　・炎症促進
〈オメガ3（α‐リノレン酸系列）脂肪酸の特徴〉
・血管が拡張する　・血流がよくなる　・微小循環が改善する　・血圧低下　・抗炎症作用

体の細胞だけでなく、脳の細胞も同じことが言えます。必須脂肪酸のバランスが悪くなると、脳の中は炎症だらけとなり、脳の機能が悪化し認知症に向かっていくのです。

体によい脂肪とは

呆けを防ぐためになにより大切なのは、酵素を外から摂ること、オメガ3脂肪酸のうち特にDHA（ドコサヘキサエン酸）を外から摂ることです。

DHAはα‐リノレン酸系列の最終の代謝物ですが、途中のEPA（イコサペンタエン酸）やα‐リノレン酸と違って、BBB（血液脳関門）を通って脳に行き、血管拡張、微小循環改善、抗炎症作用の効果があります。

脳に入ることで、プロスタグランジン3という局所ホルモンのおかげでよい作用となるのです。そのため、DHAの存在する食物やDHAのサプリメントの使用は、認知症防止のファーストチョイスになります。

DHAは、サンマ、サバ、ニシン、イワシといった青魚に多いので、これらの刺身や酢じめ、煮魚、鍋物で摂ることは大変よいです。

ただ、魚は動物性たんぱく質なので、ヴィーガンの人に勧めたいのは良質なDHAのサプリメントです。私のクリニックでは、DHAの油は、カタクチイワシから抽出した油を提供しています。イワシの油はマグロよりもはるかに質がよいからです。

カリフォルニア大のザルディ・S・タム博士とその研究員らは、オメガ3脂肪酸の血中濃度が低いと、脳重量は小さくなり、知能テストの成績が悪化したと報告（「neurology」2002年オンライン版）しました。

研究グループは、平均年齢67歳以上の痴呆のない男女1575人を対象に、被験者の赤血球の脂肪酸を分析し、MRIを使って脳重量と血管病変を調査。

その結果、「オメガ3脂肪酸の濃度がもっとも低い1／4の被験者は、もっとも高い1／4の被験者に比べ有意に大脳の脳容量が小さく、視覚的記憶や抽象的記憶のテストにおいて明らかに成績が悪かった（自覚症状と関係なかった）」と発表しました。

つまり、「オメガ3脂肪酸が血管病変を抑えることで、脳の老化速度を遅らせている」と結論付けたのでした。オメガ3脂肪酸の影響はこのように大きいのです。

脂肪はその性質によって特徴が異なることがおわかりになったと思います。生野菜サラダにかけるオイルも、体によいものをかけるべきなのです。

最後に脳と体によい油と悪い油をまとめておきます。

〈体によい油〉オメガ3脂肪酸（DHA、フラックス油、エゴマ油）、中鎖脂肪酸（ココナッツオイル）

〈体に悪い油〉酸化した油、トランス型脂肪酸、過剰なオメガ6脂肪酸、過剰な飽和脂肪酸（ラード、ギー、バターなど）

その七
110歳まで元気でいられる食事と生活

さまざまな健康情報が氾濫するなか、
なにを信じてよいかわからない、という人も多いと思います。
この章では、実際にどんな食事をしたらよいのか？
ということについて、まとめてみたいと思います。

病気、呆け、早死にの物語

ここまで病気や呆け、早死にする人の原因についてお話ししてきました。
突き詰めるとそれは、

①酸化
②糖化

③腸管免疫の低下
④酵素の不足
⑤悪い脂肪の摂取

の5つに集約できることを理解できたと思います。

そしてこれらが呆けの原因のアミロイドβを作る根本の原因だということを知ってほしいと思います。

なぜなら、これが代謝酵素を枯渇させるからです。

では、これらに深く関わっていたのはなんでしょう?

そう、腸内環境の悪化と、腸の腐敗です。

これが血液や血管の状態を悪化させ、全身の細胞にダメージを与えていきます。

さらに、こうして弱っている体に追い打ちをかけるのが、免疫力の低下や酵素不足です。

これによって外敵や体内にできた異分子を撃退できなくなると同時に、弱って壊れかけた体を立て直すことができなくなってしまうのです。

こうした結果、さまざまな病気が引き起こされます。

脳内では、長い時間をかけて認知症が引き起こされていきます。

そして、天寿をまっとうすることなく早めの死を迎えてしまうというわけです。


これが「病気と呆けと早死に」という物語の「あらすじ」です。

そして、このどれもが、日々の間違った食事と生活スタイルから生じるものです。

つまり、間違った食事と生活スタイルを直せば、呆けたり、病気をして早死にしたりしなくて済むというわけです。
・どんな食事がよくて、どんな食事が悪いのか?
・どんな生活スタイルを送ればよいのか?
この章では、より具体的な話をしていきたいと思います。

体を害する食べ物

次に挙げていく項目は、どれも体をむしばんでいく元凶です。

言わば「病気と呆けと早死に」の物語の登場人物のようなものです。

どれがいちばん悪いのですか?

という質問もいただきますが、それに答えるのはなかなかむずかしいです。

なぜなら体の状態や年齢、生活スタイルなど、さまざまな状況が絡むからです。

＊あらゆる動物性たんぱく質

牛、豚、鶏をはじめ、馬、羊など、いわゆる畜産のお肉と、それらの内臓などです。腸内を腐敗させる最大の原因と考えられます（76ページ参照）。

＊あらゆる加工肉

ハム、ウインナー、ソーセージ、ベーコン、サラミなど、肉を加工した食品です。WHO（世界保健機関）の下部組織IARCは多くの調査の結果、動物性たんぱく質を多く食べている人は発がん性が高いこと、なかでも加工肉を過食している人はとくに発がん性が高いと発表しています。

＊牛乳と乳製品

牛乳とチーズやヨーグルトです。牛乳は「カゼイン」というたんぱく質を大量に含んでおり、これが腸の炎症を引き起こします。

乳製品も同じ理由により、注意が必要と考えられます。

＊卵

アメリカのアラン・カー博士は、鶏の卵白に含まれるオボムチンという物質の害を指摘しています。滋賀医科大学の調査では、卵を1日に2個以上食べると死亡率が2倍にも跳ね上がる、と報告されています。

＊魚のたんぱく質

一般的に魚はよいとされますが、摂りすぎは問題があります。動物のお肉と同じように、消化には時間がかかり、酵素や体力を消耗し、全身の代謝酵素の働きを弱めます。

とくに病人は控えたほうが無難でしょう。

＊ショ糖（白砂糖、グラニュー糖、氷砂糖）

ショ糖は腸内の悪玉菌のエサになり、腸内環境を悪くして腸内腐敗を進めます。

また、直接、血液に入って真菌（カビ）などのエサにもなるため、全身に活性酸素を発生させ、細胞を酸化させます。猛烈な酸化促進剤と言えるのです（85〜94ページ参照）。

料理で使うときは、白砂糖以外の、黒糖、きび糖、オリゴ糖などにするといいでしょう。

入手しにくいですが、ファイバーシュガーやココナッツシュガーはお勧めです。

＊砂糖菓子

和菓子や洋菓子、スナック菓子、氷菓子（アイス）、チョコレートなどには、腸内腐敗と全身を酸化させるショ糖がたっぷり使われています。このため毎日食べているような人の腸は腐敗し、全身の細胞がダメージを受けています。

＊清涼飲料水

コーラやサイダーなどの炭酸飲料、甘いコーヒーや紅茶には、ショ糖がたっぷり使われています。スポーツドリンクや、野菜系・果物系ジュースは体によいと思われる反面、ショ糖が多いものもあります。常飲するには、やはり注意が必要でしょう。

＊酸化した食物

時間の経った食品や料理は酸化します。粉や油、調味料、乾麺、乾物など、開封後は酸化が進むので、早めに使い切るようにします。

酸化はあらゆる細胞を劣化させます（「その三　病気や呆けの真因③　あなたの腸は腐敗している」参照）。

食べ物ではありませんが、ビールやコーヒーは注いでからの酸化はきわめて早いです。

＊酸化した食用油

開封して時間が経った油。複数回使った油。これらの古い油のなかには「トランス型油」と呼ばれるものがあり、これはプラスチックのような構造式をしています。極端な言い方をすれば、プラスチックを料理に使っているようなものです。

１４５ページの「体によい脂肪とは」でも書きましたが、亜麻仁油（フラックス油）、エゴマ油、ＤＨＡ、ＥＰＡ製剤は比較的よい油です。それでも酸化したものは絶対によくありませんし、摂りすぎもよくありません。

＊酸化した食用油を使った料理

開封後の油は酸化しているため、それを使った料理は活性酸素そのものを食べているようなものと言ってもいいでしょう。とくに揚げてから時間が経った揚げ物は、すさまじい酸化食品です。

＊糖化した食品

糖化はたんぱく質と糖が結合したもので、酸化以上の害があります（「その四　病気や呆けの真因②　糖化の害はおそろしい」参照）。

その代表は前出の「加工食品」と「砂糖菓子」「清涼飲料水」などの甘いものです。
また、牛乳やチーズ、ヨーグルトなどの乳製品も糖化します。
これらはそれぞれの害に加え、酸化や糖化という2重3重に害を負った食品です。
さらには、次の項目で紹介する「糖化する調理法」でつくったものも糖化食品です。

＊糖化する調理法でつくった料理

焼く、炒める、揚げる、圧力鍋を使う調理です。

圧力鍋を使うと、強力な発がん性物質であるアクリルアミドが出ると言われます。アクリルアミドは120度で発生するため、最近は温度が117度までしか上がらない圧力鍋も販売されています。

＊高GI食（**単純炭水化物**）

食べるとすぐに血糖値が上昇する食品です。血糖値の急上昇は、結果的に低血糖を招いて血液や血管の状態を悪くしたり、脳にダメージを与えたり、糖尿病を引き起こしたりします。つまり、あらゆる病気を引き起こす引き金になるのです。

＊酵素阻害のある食物

酵素の働きを阻害する物質です。体内に酵素がたっぷりあっても、酵素阻害物質が体に入ると、酵素の働きが極度に低下します。

重金属や農薬などがそれに該当します。テロ事件で多数の命や人生を奪ったサリンやVXガスなども、酵素阻害物質の一種と言えます。

そう考えると、その怖さがわかりますね。

食物のなかでは、野菜や果物の「種」がその代表です。

ミカンやレモン、スイカ、モモ、メロン、ブドウ、柿などの「生の種」です。

種を好んで食べる人はいないでしょうが、誤って飲み込むと大変です。

これらの種が腸に入ると、それを消化しようとして、膵臓から酵素が分泌されます。しかしなかなか溶けないので、膵臓はマシンガンのように酵素を発射しつづけます。

やがて、膵臓の酵素は枯渇しますが、それでも出そうとするので、膵臓の分泌腺が炎症を起こし、それががん化していくのです。

食べてはいけない生の種は、それだけではありません。大豆や小豆、玄米、生アーモンド、生ナッツも、じつは生の種です。ですので、これらは長時間、水に浸けた後、煮たり茹でたりして、酵素阻害作用を解除してから食べなければなりません。

酵素阻害食品は、ほかにもあります。

・チーズ、ハム、ウインナー、ベーコン、イカの塩辛、燻製製品などの動物性発酵食品
・ショ糖や、ショ糖をたっぷり使ったお菓子や清涼飲料水
・動物性たんぱく質（牛肉、豚肉、鶏肉など）
・牛乳や乳製品（カゼインタンパク）、鶏卵のオボムコイド
・トランス型脂肪酸（マーガリン、ショートニングなど）

酵素を阻害するという点からも、これらの食物には注意が必要なのです。

＊炊き方の悪い玄米食

玄米は体によいと思われていますが、じつはアブシシン酸という酵素阻害剤に覆われています。ですから玄米をふつうに食べると酵素の働きを低下させ、病気のもととなります。しかし、きちんと解毒さえすればすばらしい栄養効果があります（玄米の解毒方法は167ページを参照）。玄米食について詳しく知りたい方は拙著『正しい玄米食、危ない玄米食～マクロビをしている人はなぜ不健康そうに見えるのか～』をお読みください。

＊粉化した食物

小麦粉を使ったものは酸化が速く、糖化度も高いと言えます。パン、パスタ、ラーメン、うどんなどの主食、ビスケット、かりんとう、クッキーなどのお菓子、たこ焼き、お好み焼き、もんじゃ焼きなどの「粉もの」と言われる食品です。これらは血糖値を上げる「高ＧＩ食品」でもあるし、単純炭水化物でもあります。

＊残留農薬や添加物の多い食品

これは言うまでもないでしょう。オーガニックのものを選ぶ人が増えているようです。オーガニック（Organic）は「有機の」とか「生物の」「生物から生じた」という意味。つまり、化学の力ではなく、生物の力でつくったものが「オーガニック」です。もともとは、動物のフンやもみ殻などを肥料にした「有機栽培」をオーガニックと呼んでいたようですが、いまでは化学的な農薬や殺虫剤を使わずに栽培したもの、さらには保存料や着色料をできるだけ避けたものもオーガニックと呼ばれていたりします。

＊お酒

「酒は百薬の長」と言いますが、それはほどほどに飲む場合です。毎日飲んだり、多量に飲んだりすれば毒になると心得ましょう。

＊たばこ

たばこには300種類以上の炎症を起こす猛毒が入っています。

体のなかでは、その毒素を処理するため、好中球（白血球の一部）が、毒素を食べまくります。その副産物として繊維性のたんぱく質が生まれ、肺気腫になっていきます。

また、闘って死んだ大量の好中球からは活性酸素が出て、全身の細胞を酸化させます。

こうして全身に病気を引き起こしていきます。

がん死の30％の人は喫煙が原因とされますし、1本吸うと寿命が5分30秒短縮すると言われるように、たばこが「若死に」の原因となることは確実です。

さらに、たばこは最悪の酵素阻害剤であることもわかっています。

全身を酸化させ、血流を悪くし、酵素の働きも阻害する……。

この2重3重どころか4重5重の害により、全身に小さな炎症が起こります。

たとえばその弱った体に、新型コロナのようなウイルスが侵入したらどうなるか？

小さかった炎症が大炎上し、死につながる――。

それは十分にあり得ることなのです。

害のある食品は食べてはいけないのか？

ここまで列記すると、次のような反応が出てきそうですね。

「あれもダメこれもダメって、じゃあ、なにを食べたらいいの？」

たしかに、おっしゃる通りです。

これらを食べても、すぐに病気や認知症になるわけではありません。

また、これらを食べても病気にならないケースは、いくらでもあると思います。

だから「食べてはいけない」とは言いません。

「食べていい」のです。

私は、これらが病気につながりやすい因子であると言っているだけです。

ですので「食べ方を考えましょう」というのが、私の主張です。

【悪い食べ物を毒にしてしまう食べ方】

- **これらの食物をひんぱんに食べる**
- **これらの食物を1日に多量に食べる**
- **これらの食物を長期間、過食しつづける**

・これらの食物をよく噛まないで食べる

こうした食べ方をしていると、体内ではその害を処理しきれなくなり、次第にさまざまな不調や病気が引き起こされていきます。

しかし、次のような食べ方をしていれば、ほとんど病気には直結しないと思われます。

【悪い食べ物を毒にしない食べ方】

・これらの食物を食べるが、その回数が少ない
・これらの食物を食べるが、その量が少ない
・これらの食物を食べるが、同時にそれ以上の野菜を食べる
・これらの食物を食べるが、毎日は食べない
・これらの食物を食べるが、よく噛んで食べる

お肉にせよ甘いものにせよ、体に悪いものには美味しいものが多いのです（笑）。

だから食べたくなる。それは否定しません（たばこだけは例外です）。

だけど、食べるなら少量で、その回数も減らしましょう、というのが私の提案です。

長生きするための食の4大ルール

前項までは「体に害のある食べ物」について話してきました。

ここからは「健康で呆けずに、長生きする食べ物」について、お話ししましょう。


私はこれまで薬に頼らない食事療法によって患者さんの病を治してきました。

慢性病や生活習慣病、さまざまながん（末期を含む）、アレルギー性疾患、心の病まで、その種類も患者さんの数も膨大です。

なぜ病気になるのか？　どうしたら健康が戻るのか？　健康なまま寿命を保てるのか？

患者さんの話をしっかり聞き、病気になった根本原因を考えます。また、食事療法によって体にどんな変化が現れたのか、注意深く見守ります。


日々それをくり返し追究していった結果、「食の法則（ルール）」が見えてきました。

健康で呆けずに、長生きするためには、やはりルールを守らないといけません。

まずは絶対に守るべき4大ルールから紹介しましょう。

①植物性のものを食事の中心にする（＝動物性たんぱく質を減らす）

＊野菜、果物、豆、いも、海藻、きのこなどを中心に食べます。

＊酵素のほか、ビタミン、ミネラル、食物繊維など、体の機能を高める栄養素が豊富に含まれているからです。

②「生食」を中心にする（＝生食5割・加熱食5割くらい）

＊加熱食ばかりだと病気になります。熱によって酵素が働かなくなるのです。

＊生食5割、加熱食5割くらいがちょうどよいでしょう。

＊加熱食は、煮たり茹でたりした野菜、豆、いも、きのこなどです。

＊果物は生のままを丸ごといただきます（種は取りますがキウイやイチゴの種はＯＫ）。

③「少食」を基本とする

＊腹七〜八分目を心がけましょう。高齢期は腹五〜六分目が理想です。

＊あくまでも①の植物性のものが中心です。

＊これにプラスして、主食（複合炭水化物）とたんぱく質を少量。

・たんぱく質は、植物性の大豆発酵食品（豆腐や納豆）がお勧めです。

・肉は1日1回で80g以内を目標にします。
・魚は生（刺し身、酢じめ）か、煮たものがよいです。
・魚も摂りすぎはいけません。週に5日、３００g以内を目標にします。

④朝食は食べない

＊成人以降は「朝食断食」が基本です。
＊朝食を食べるのは、朝からフルマラソンをするようなものです。
＊朝起きたらコップ1杯の水。一気に飲まず30回くらい噛んでから飲みます。
＊冷えが気になる人は白湯にします。梅干し1個を最後に食べてもよいです。

長生きするための食の11大ルール

次のような食習慣も、ぜひ取り入れてみることをお勧めします。
前項の4大ルールと併せて「食の11大ルール」と呼ぶべきものです。
実践すればするほど、体の調子がよくなり、体が軽くなったと感じるはずです。
すると、ちょっとした体の異変や違和感、不調に気づくようになります。

⑤朝食断食が基本だが、食べるなら生の野菜か果物にする

＊人間は自然の法則のなかに生きています。自然の法則では、朝は「排泄（不要なものを外に出す）の時間」です。その時間に消化・吸収をすれば、十分に排泄できません。よって、朝は食べないのがいちばんなのです。

＊もしも食べるなら、生野菜をすりおろすか、生野菜サラダにします。大根おろしがベストです。キュウリ、カブ、キャベツ、セロリもよいでしょう。

＊果物だけでもよいです。

＊あるいは「果物＋生野菜おろし」「果物＋生野菜サラダ」にします。

＊加熱食は、朝は厳禁です。

⑥ダラダラ食いや間食をしない

＊アメリカの栄養学では、ダラダラ食いが最悪の行為のひとつと認定されました。

＊間食は常にインスリンを働かせることになり、細胞を悪い糖質や脂質で満たします。このように「肥満した細胞」からはアディポサイトカインという物質が発生し、動脈硬化をはじめ、あらゆる病気を引き起こしていくのです。

⑦夜食や食べてすぐに寝るのは厳禁

＊もし我慢できないなら、果物か、トマトかキュウリを食べます。

＊夜食の摂取や食べてすぐの睡眠は、消化不良を起こし、腸内腐敗の原因となります。

＊夕飯後、3時間は起きているようにしましょう。

⑧断食をする

＊体調が悪いときは断食が基本です。

＊体調が悪くなくても1か月に2～3日、あるいは1日だけでも断食してみましょう。

＊仕事のない週末や、家族と食事を楽しんだ休日明けなどに断食してみましょう。

＊断食をやってみると、体調がよくなることが実感できます。

⑨昼と夜の主食は複合炭水化物にする

＊複合炭水化物は、米（雑穀米）、野菜、果物、海藻、豆、いも、きのこなどです。

＊これらを加熱して食べるときは、生野菜や果物も併せて摂るようにします。

＊これらの食物には糖分だけでなく、食物繊維が多く含まれるため、腸内の不要物を包含したり吸着したりして、便として排出します。

＊状態のよい便がどっさり出て、腸内の腐敗も防ぐことができます。
＊次のような主食にするとよいでしょう。
・白米　↓　Ⓐ（細切り寒天、黒きくらげ、干し椎茸、ごぼうのささがき、昆布、梅干し）を細かく切って入れ、炊飯器でふつうに炊きます。
・玄米　↓　17時間水に浸し、新しい水と換え、炊飯器でふつうに炊きます。Ⓐを入れて炊くと、なおよいです。
・蕎麦　↓　大根おろし、モズク、海藻（わかめ）、キュウリを添えるとよいです。
・サツマイモ　↓　ふかして食べます。
・パン　↓　雑穀米粉パンがよいです（小麦粉は少なめ）。

⑩植物性の発酵食品を食べる

＊納豆、漬物、キムチ、生みそなどの発酵食品を積極的に食べましょう。
＊野菜や海藻の酢の物もよいです。
＊これらの食品には、酵素が豊富に含まれるだけでなく、それ自体が腸内で善玉菌のエサとなったり、酵素を増やしたりするのです。年齢と共に酵素の産生量は減少しますが、発酵食品や生野菜、果物を常食することで、不足しがちな酵素を補ってくれます。

⑪よく噛んで食べる

＊子供の頃から言われていることですが、とても大事な習慣です。
＊よく噛むことで、消化の効率は高まり、消化酵素が節約できます。これによって代謝酵素に余力ができ、全身の細胞が活性化します。つまり病気に強くなるのです。
＊噛むことでアルツハイマー型認知症の原因となっているアミロイドβが増えにくいという報告もあります。

不健康の悪循環から健康の好循環へ

毎日の生活は連続しているので、悪い習慣が身に着くとそれは次なる悪習慣を生んでいきます。いわゆる「不健康の悪循環」です。

そして、不健康の悪循環は体の組織を次々と崩壊させていきます。

その結果、慢性病や生活習慣病、がん、認知症などが発症し、本来の寿命よりも早く死んだり、ベッドで寝たきりの晩年を過ごしたりすることになります。

おそらく、それは嫌だから、みなさんはこの本を読んでいるのでしょう。

だったら、実践してみることです。

11のルールのうち、少なくても3つ、あるいは5つやってみましょう。

すると、かならず「おや？　調子がよいかも」と気づくことがあるはずです。

そしたら、それをつづけてみればよいのです。

体はじつに正直です。それまで眠っていた（鈍化していた）健康への感覚が蘇ってくると「もっと健康になりたい」と、体のほうから欲するようになります。

そうなったら、次々とできることを増やしていけばよいのです。

これが「健康の好循環」です。

次のようなよいことが、あなたの体に次々と起こってきます。

その一部をアメリカで活躍する松田麻美子先生の言葉から引いてみます。

・消化力が増す
・排泄が規則正しくなる（便秘からの解放）
・老廃物の排泄と、体のクリーニングが行われる
・余分な体脂肪が除去され、やせる
・ヒーリング（心と体の回復）のスピードがアップする

・エネルギーのレベルがアップする（より力強く、疲れにくくなる）
・精力が増進する
・筋肉の柔軟性がアップする
・視力が改善される
・肌や髪のツヤがよくなる
・元気なフィーリング（鋭敏で前向きな感覚）が体中にみなぎってくる
・若返る
・思考力がアップする
・人生が楽しくなる
・魅力的な人になって、セックスアピールが増す
・病気をしなくなる
・生活習慣病の予防や改善がなされる
・お金が貯まる（医療費が節約できる）
・長寿が実現する
・幸せな人生が送れる

食事以外にも実践すべき行動習慣

あなたの体に起きたことは奇跡ではありません。本来の状態が戻ってきたのです。これまでは、食事や食習慣があなたの体に不当な圧力をかけ、委縮させていたのです。次章で話しますが、みなさんは「食べなければいけない」とか「病気は薬が治す」という現代栄養学や現代医学の常識にとらわれすぎていたのかもしれません。「健康の好循環」をさらに加速させ、呆けずに長生きするために、次のような習慣も取り入れてみましょう。

＊1日30分以上の日光浴をする

日光浴にはいくつかのすごい効果が認められています。

その最大の利点は、ビタミンＤ３が体に大量に入ることです。これが骨を丈夫にし、体を抗酸化（酸化を防ぐ）にします。

次の利点は、日光浴によって、一酸化窒素という気体のホルモンが体内に発生することです。この分子は血管を拡張するため、血流が改善され、全身のあらゆる臓器が活発に働くようになります。ちなみに、一酸化窒素の発見は１９９８年のノーベル医学生理学賞を受賞し、「奇跡の分子」と呼ばれるほど、すごいホルモンです。

また、血流の改善は、痛みや凝りの大原因だった乳酸の発生も防ぎます。このため、頭痛や肩こり、腰痛の改善なども期待できます。

さらに「幸せホルモン」と呼ばれるセロトニンも多く出るようになります。これが心を落ち着かせ、怒りや悲しみなどの感情のコントロールにも効果を発揮します。

＊本当に深い深呼吸をする

ラジオ体操でするような「ス～ハ～」という軽い深呼吸ではなく、もっともっと深く、長い深呼吸です。私はこれを「ミトコンドリア系深呼吸」と呼んでいます。

【ミトコンドリア系深呼吸のやり方】

肺の空気をゆっくり吐き出します。口からハ～～～と吐き、肺の空気がなくなったら、さらにお腹も凹ませてハ～と吐く。体内の空気をすべて吐き出します。

次に鼻からゆっくり息を吸います。ス～～～と吸い、肺に入らなくなったら、さらにお腹も膨らませてス～と吸う。もう吸えないというところまで吸います。

そこで呼吸を止め、お尻の穴をキュッ、キュッ、キュッ……キュッと10回、締めたりゆるめたりします。

そして息を吐きます。口からゆっくりハ〜〜〜〜と吐ききります。

そしたら、また大きく吸って、お尻の穴をキュッキュッ……とやる。

このような深くて長い深呼吸をくり返すのです。


10回で5〜6分かかりますが、これを朝と夜に30分くらいつづけるのが理想的です。

この深呼吸の利点は、ミトコンドリア系のエネルギーが働くことにあります。

ミトコンドリア系のエネルギーとはなにか?

簡単に言うと、細胞内に溜まった脂肪や糖化物などから発生するエネルギーです。

私たちはふつう、炭水化物などを食べて、その糖分をエネルギーにしています。これが「一般的なエネルギー」です。

これに対し「ミトコンドリア系のエネルギー」は、非常時のエネルギーと言えます。

しかし、その力は強大で、一般的なエネルギーの19倍とも言われます。しかも、細胞内の脂肪や糖分なども分解されるため「細胞肥満」が取れ、まさに一石二鳥なのです。

ミトコンドリア系エネルギーは、強力なため、全身をエネルギッシュにします。

また、がん細胞は、このエネルギーにきわめて弱いこともわかっています。

さらには、細胞肥満が取れたことにより、全身の細胞が活性化します。

その結果、血行がよくなり、痛みや凝りをはじめ、さまざまな不調が改善するという、すごいエネルギーなのです。

ミトコンドリア系エネルギーは、断食で得られることがわかっていましたが、深呼吸でも発生するのですから、実践しないのはもったいないでしょう。

夜にやれば、ぐっすり眠ることができますし、朝にやれば、頭も体もスッキリし、全身に活力が満ちてくるのが実感できると思います。

＊1日に30分以上歩く

午前中に歩くことをお勧めします。マイナスイオンが多い時間帯だからです。

ジョギング（軽いランニング）もよいのですが、血液中に活性酸素が発生するため、高齢になったらやはりウォーキング程度がベストと言えるでしょう。

無理のない範囲なら、歩調を早めたり、少し大股で歩いてみるのもよいでしょう。ただし、いきなりではなく、じょじょに慣らしていくことが大事です。

歩くときは景色を見たり、音や匂い、風を感じたりしましょう。季節の移ろいを感じながら歩くことで、脳への情報量が増え、脳のネットワークに刺激が与えられます。

こうすることで脳への血流量も増え、認知症にも予防効果があると考えられます。

できれば1日1万歩。1時間くらい歩くのが理想的です。

じつは、たいていの人の体は冷えています。そして体が冷えるのは生野菜や果物を食べないからです。

更年期の女性などには、顔がほてったり、手足が冷えたりと、真逆の症状が現れることがありますが、これもじつは、体が冷えているのです。真毛細血管に血が流れず、末端の細胞に血液が届かないのが原因です。

*腹と背中を温める

血管を拡張させるためには、生野菜や果物がとても有効です。

ただ、矛盾するようですが、生野菜や果物を食事の中心にすると、最初は体が冷えます。それは野菜や果物の温度が冷たいからです。

ですからこの場合、外部から体を温めてあげることが必要です。

お風呂に入るときは、シャワーだけでなく、しっかりお湯に浸かるようにします。

また、厚い靴下や、レッグウォーマーなどで足を温めることも有効です。

使い捨てカイロをお腹や背中に貼るのもお勧めです。

いちばん悪いのは、腸を冷やすことです。
腸には全身の60~80%の免疫組織が集まるからです。
腸を外部から温める、よい方法があります。それは私が考えた「小豆袋チン」です。

【小豆袋チン】
木綿の布で2重の小豆袋をつくり、そのなかに500gの小豆を入れ、縫います。
それをレンジで5分間チン（500Wで加熱）し、1時間ほど腹に乗せます。
これで腸はきわめて温まり、免疫力は驚くほど上がります。

＊人間の生理リズムを守る

酵素栄養学は、人間の体内リズムを大切に考えています。自然界の一員である人間には、生まれながらに「体を整えるサイクル」が備わっていると考えるからです。
基本的には1日の24時間を3つに分けて考えます。

・（昼）12時~20時　↓　栄養補給と消化のサイクル
・（夜）20時~4時　↓　吸収と代謝のサイクル
・（朝）4時~12時　↓　排泄のサイクル

日中から夜にかけては食物を食べて栄養素にして、夜はそれを吸収して新たな細胞をつくったり、メンテナンスをしたりして、朝はそれを排泄する。

昼夜逆転したような現代人ですが、このような自然のサイクルは変えられません。

そしてこのサイクルを無視するから、60兆個もある細胞がうまく働かなくなり、病気を引き起こしていくのです。

「体を整えるサイクル」を知っておくと、朝は排泄の時間なので食事はしないとか、夜は細胞をつくる時間だからぐっすり眠るなどの体への気配りができるようになります。

*よい眠りを確保する

【23時までには床に入る】

先の「体を整えるサイクル」に則れば、22~23時には眠りに就きたいものです。

どんなに遅くても、深夜0時までには寝るようにしましょう。


【7.5時間は眠る】
7.5~8時間は睡眠時間を確保しましょう。
私たちは睡眠中に、「浅い眠り」(レム睡眠)と「深い眠り」(ノンレム睡眠)をくり返しています。

「浅いレム睡眠」↓体は休んでいるが、脳は活動している。時間は1時間くらい。

「深いノンレム睡眠」↓体も脳も休み、体温や血圧も下がる。時間は1時間くらい。

一般的な睡眠では、就寝↓レム↓ノンレム↓レム↓ノンレム↓レム↓目覚めとなるのが基本パターンです。

しかし、ノンレム睡眠のときに、脳が深く眠れていないと問題が起きてきます。「疲れが抜けない」とか「朝からだるい」というのは、うまく眠れていない証拠。

もちろん、このような状態は、脳にも体にもよいわけがありません。次第に、そして確実に脳の状態を悪くしたり、病気を引き起こしたりしていきます。

これを防ぐためにも、食時間や、ここで挙げたようなよい生活習慣を実践することが大切なのです。

＊毎日、大量の臭くない便を出す

これも「体を整えるサイクル」と関係していることです。

大量の臭くない便を出すには、やはり生野菜や果物を食事の中心に切り替え、食物繊維の豊富なものを食べることが基本になります。

主食の白米や玄米に、細切り寒天やきくらげを入れるのは、私の長年の食療法から得た方法ですが、効果はバツグンです（167ページⒶ参照）。

「状態のよい便が出るようになった」と感動の声が続々と寄せられています。

厚生労働省の「国民健康・栄養調査」によれば、戦後、日本人の食物繊維の摂取量は減りつづけ、現在は1947年の半分ほどになっています。

そして、それと合わせるかのように、生活習慣病やがん、認知症が増えているのです。

食物繊維の重要性を唱えるイギリスのデニス・バーキッド博士は、こう言います。

「すべての成人病の根源は、20世紀の食生活が食物繊維を失ったことにある」と。

*ていねいな言葉で話し、他者を敬う

一度きたない言葉で話しはじめると、それはどんどんエスカレートしていきます。すると、それに呼応するかのように、行動や心もきたなくなっていきます。

その結果、病気や不調を引き起こしていきます。

また言葉はていねいでも、常に過去を振り返ってグチを言ったり、未来を悲観したり、他者に悪い感情をもったりする人も、病気になりやすいと言えます。

「病は気から」と言いますが、実際に患者さんと接していると、マイナス思考の人が多い

ような気がします。こうした人は、病気になりやすく、治りにくいのです。

病気は嫌ですが、自分を見つめなおす機会を与えてくれるチャンスでもあります。

「自分は生かしてもらっているのだ。今日もすばらしい一日だった。ありがとう」

そんな感謝や尊敬の念をもつと、病気が一変していくことがあるから不思議です。

＊腹の底からの笑いと感動をもつ

「笑う門には福来る」という諺は、医学の世界にも当てはまります。

英語にも「Laughter is the medicine」（笑は薬だ）という諺があります。

毎日でなくてもよいのですが、大笑いしたり、感動して涙を流したりすることは、健康を維持するうえで、かなり大きなポイントだと言えます。

医学的にも、笑いによって免疫力が高まることや、血糖値の上昇が抑えられることなどがわかっています。


「薬漬けの生活」と「笑い漬けの生活」、あなたならどちらを選びますか？

じつは、これを自らの体で証明した人がアメリカにいます。

ジャーナリストのノーマン・カズンズという人です。

彼は50歳のときに、首から下がマヒするという重い病気になってしまいました。仕事柄、日々、強いストレスを抱えていたようです。

入院してからは、薬漬け、点滴漬けの日々でしたが、病状はまったく改善しません。

そこで「薬漬けの生活」をやめて「笑い漬けの生活」にしようと決意し、病院を出て、ホテルでの生活をしはじめたのです。

彼はホテルの部屋で、毎日、コメディ映画やお笑い番組を見つづけました。

すると、なんと8日後には手の指が動き、数か月後には完治してしまったのです。

薬より笑い――。

自分の体に宿る回復力の強さを物語るエピソードです。

その八
寿命をまっとうする生き方

**科学技術は医療を前進させたことは間違いないでしょう。
しかしそれは一方で「病気は見るが人は診ない」という
医療を進めてしまったのではないでしょうか？
自分の命は自分で守る――。
欧米で始まった新たな医療の潮流は、
大きなうねりになりつつあります。**

長生き民族VS短命民族

はるか昔、出現したばかりの人類がお世話になっていた食物は、果物や木の実でした。そして野菜や豆、穀物、ときには動物を食べることもあったでしょう。

こうした植物性食物が中心だった時代は長寿だったのではないか、と私は推察します。

じつは、南米に世界屈指の長寿地域があり、そこの人々は植物性食物を食べて暮らしていることが知られています。

南米エクアドルの村・ビルカバンバの人々です。

赤道直下のアンデス山中、海抜１５００ｍにある村の、長寿の秘密はなんなのか？

これまで世界から研究者が訪れ、その謎を解明しようとしてきました。

京都大学の家森幸男博士も、そのひとりです。

１９８６年、家森先生はこの地を訪ね、村人の検診をすることにしました。検診の会場までは徒歩でおよそ2時間。村の人々はみな歩いてやってきましたが、まったく疲れたそぶりを見せないその様子に、家森先生はまず「体力がすごい！」と感心したそうです。

検診では血圧を測り採血をしましたが、50～54歳の80人中、高血圧者はわずか２名。調査の数は少ないですが、高血圧の割合は2・5％できわめて低いと言えます。

また、ほかの検診会場では１１８歳の老人（男性）も現れました。血圧を測ると、１１０／64で正常。血液検査もすべて正常だったそうです。

調査の結果、ビルカバンバ村には１００歳以上の長寿者がゴロゴロいるらしいこと（自己申告なので正確な年齢は不明だが）、そして病人がきわめて少ないことがわかりました。

また、次のような食習慣があることもわかってきました。

村人は、朝昼夕とフルーツを食べ、主食は米（インディカ）に稗《ひえ》、粟、干し椎茸を入れて炊いたものか、トウモロコシか、ユッカという芋を焼いたもの。

副食は、生野菜と、2日間水に浸した大豆（チョスチョス）を調理したもの。

夕食では、ときどき肉も食べるがきわめて少量。自家製のワインも少し飲む。

また、よく歩き、ストレスはほとんどない。

つまり、これまで紹介してきたような「長生きの食事」に近い食事をしていたことがわかったのです。


これに対し、短命な部族もいます。

中央アジアのウイグルから800㎞離れた場所で暮らすカザフ族の人々です。

カザフ族の人たちは、長生きしても50歳が限度で、30歳まで生きられない人も多くいると言います。

彼らが常食しているのは「羊の肉」「羊の乳」「羊乳でつくったバターやチーズ」「羊の脂を入れて焼いた大麦のパン」です。

ほとんどが羊に由来するもので、かなり偏っていますが、これはカザフ族の根本思想が

「野菜は羊が食べるものであり、人間の食べるものではない」というものだからです。

そしてその結果、若くして死んでいくのです。若い頃から消化器系のがん、脳卒中、心臓病になる人が多く、10代で発症する人も少なくないと言います。

とても極端な例ではありますが、これを見るとやはり「健康や寿命の鍵は食にある」ということが言えると思うのです。

アロパシー対ナチュロパシー

いまの西洋医療のやり方を、アロパシーと言います。

「目先対処」の治療のことで、「対症療法」とも言います。

つまり、症状を取ればよい、という医療です。

人間をロボットのように捉えたデジタル的な考え方が、その根本にあると言えます。

悪い部分を交換したり、修理したりしてよくしようという考え方です。

実際の修理に使われるのが、薬、放射線、手術です。

このやり方が力を発揮する場合があります。

たとえば、救急病や急性病なのです。

「外傷性の外科手術」「痛みが強いときの鎮痛処置」「人工透析」「心臓疾患のバイパス手術やステント挿入手術」「不整脈のアブレーション」など、数え上げればキリがありません。

また、ウイルスや細菌から人類を救ってきたのも西洋医療の力と言えるでしょう。


しかしいっぽうで「慢性病にはからっきし弱い」という特徴もあります。

というより、この治療をつづけると、むしろ大変な病気に襲われてしまうのが常です。


どういうことか？

よく似ているのは、「モグラ叩き」のゲームです。

モグラを叩くと、別の穴からモグラが出てきます。出てくるのが1匹だけなら次々と叩けるのですが、一度に何匹も出てくると全部叩けずにゲームオーバーとなります。

アロパシー医療では、この「モグラ叩き」よりさらに恐ろしい状況が起こります。

1匹叩いたら、百匹も千匹も、ときには1億匹ものモグラが出てきてしまうのです。


そのひとつの例が、抗がん剤です。

抗がん剤によって、がんが完全に死ぬなんてことはありません。

ある抗がん剤を投与して、それが一時的に効いたとしても、しばらくするとがん細胞は限りなく増えて、別な臓器に転移する、なんてことが当然のように起きます。

いわゆる副作用ですが、「死ぬほどの反動」になることが多いから恐ろしいのです。

抗がん剤の攻撃を受けたがん細胞は、あたかも「殺されるまえに子孫を残そう」とするかのように、無限に子を産んでいきます（増殖します）。

そのような反動が起きかねないのが抗がん剤による治療なのです。


いっぽう、根本的なやり方をナチュロパシーと言います。

原因を正し、腸の改善をし、血液をサラサラにし、細胞をよくする治療です。

つまり、根本から病気を治していく治療がナチュロパシー。この本で話してきたことも、ナチュロパシーです。

ナチュロパシーでは、薬は使いません。

もちろん、手術も放射線治療もしません。それがさらなる病気を生むからです。

具体的には、断食とヴィーガンをくり返す食事による治療です。

これこそ、人間を根本から治す真実の治療法だと言えるでしょう。

自分で自分を治す療法です。病気にならない療法という言い方もできます。

その意味では、もっとも安心で、もっとも強い医療だと言えるのです。

欧米の医療はナチュロパシーに舵を切りはじめた

70歳で呆けず、110歳まで元気でいるためには、全身の細胞が生き生きとしており、とことんよい体質でなければなりません。

そのためには日頃から、悪い食事や悪い生活スタイルを改め、正常な大便（毎日1回以上の臭くない便）が出るようにし、血液循環をよくし（いわゆるサラサラ血液にし）、活性酸素を退治する必要があります。

また、病気をしたときにも、西洋のアロパシー医療ではなく、ナチュロパシー医療による改善を目指すべきでしょう。

このナチュロパシー的な療法だと、ちょっと時間はかかりますが、ほとんどの慢性病や難病、さまざまながんが、根本から治っていくからです。もちろん、それによって、認知症を遠ざけることもできます。

その結果、死の直前まで、健康で元気に過ごすことができるようになるのです。

このナチュロパシーの療法を1830年以降、やりつづけてきたグループがアメリカにあります。「ナチュラル・ハイジーン」に取り組む医師たちです。

そして近年、この「ナチュラル・ハイジーン」のやり方を学ぶ医師が、アメリカで急増しているのです。

その理由は言うまでもありません。西洋のアロパシー医療では、病気を根本から治すことができないからです。医師や医療従事者たちは、現在の西洋医療（アロパシー）の限界を知り、ナチュロパシーへと向かっていきます。

その大きな柱となっているのが「プラントリシャン・プロジェクト」という大会です。年に1度行われ、4日間みっちりとナチュロパシーの考え方と治療法を学ぶ研修会です。

2013年にアメリカで開始されて以来、毎年行われ、その人気は年々高まってきています。最初の2013年には、参加者は200人前後でしたが、2018年には1000人を超えるほどになりました。その関心の高さがおわかりいただけるでしょう。

参加者の半分はアメリカ各地の医師ですが、医師のみならず、医療に携わるすべての医療者に門戸を開いています。

多くの医師や医療者たちは、この大会でナチュラル・ハイジーンの考え方や実践法を学び「本当の医療とはなにか？」と考えさせられます。

そして「これこそが本物の医療なのだ」と目覚め、アロパシーからナチュロパシーへと転向していきます。

大会後は各自の医療現場に戻り、患者さんをナチュロパシー的なやり方で診るようになるのです。

これは本当に驚くべき変化です。

そしてイギリスでも同じように、医療は方向転換をはじめているように見えます。

ナチュロパシー的なやり方へと大きく変貌した医師が多くいるのです。

これまた驚きです。


日本はどうでしょう?

私はこれまで35年間、それこそナチュロパシー的なやり方で患者さんと向き合ってきましたが、いまの日本は、まだまだアロパシー医療が全盛です。

アロパシーにより、体質はとことん悪化していきますが、医師はそんなことは構わず、目先の症状だけを改善する医療に徹しています。

また、患者さんもそれを望んで受け入れています。

「病気は薬や手術で治すもの。医師が治してくれるもの」と思い込んでいるからです。

しかし、それが悲劇を生んでいる場合も少なくありません。

人気プロレスラーを襲った悲劇

ある人気プロレスラーの実例を紹介しましょう。

そのレスラーは、めまいがしたので近くの循環器クリニックに行きました。

すると血圧がものすごく高く、上は２４２で下が１０８です。

「これは大変！」と、医師は強い降圧剤を出しました。

「朝３カプセル、夕３カプセル飲んでください」と。


２日後に受診すると、上の血圧は１９０に下がっていました。

「改善が見られますが、もう少し下げましょう。朝４、夕４にします」

医師は降圧剤を追加しました。

そして４日後に受診すると、上の血圧は１７０に下がっていました。

「だいぶ下がってきましたね。利尿剤も飲んでみましょう」

医師は、強い降圧剤（朝4、夕4）に加え、利尿剤（朝1）を追加しました。


さて、次に受診したのが6日後の午前です。

血圧は、上が160、下が142になっていました。

6日前は上が242、下が108でしたから、上の値は下がりました。

しかし、下の値がかなり上がり、その幅はきわめて小さくなってしまいました。

そして、その日の夜、プロレスラーは亡くなったのです。

脳出血による即死でした。


なぜ、こんな悲劇が起きたのでしょう?

容易に想像できることですが、プロレスラーはふだんから肉を多く食べ、血液がドロドロだったと思われます。プロレスラーは、激しい闘いの連続ですから、体内には大量の活性酸素が発生し、あちこちに炎症が起きていたでしょう。

血管は動脈硬化を起こしていたでしょう。頭を強打することも多いので、脳の血管も傷んでいたかもしれません。

そのような状況で、脳幹の動脈が破れてしまったのです。

しかし、なによりよくなかったのは、やはり降圧剤でしょう。

血圧の薬は飲みすぎると、上は下がりますが、下が上がってしまいます。

血圧の薬というのは、血液を流さないことで血圧を下げているものばかりなのです。

そして、血圧の幅がきわめて狭くなると、このプロレスラーのように脳出血を起こし、死んでしまう可能性があるのです。脆弱な血管が狭くなり、そこをドロドロの血が押し合いへし合いして流れれば、脆弱なところは破れるに決まっています。

アロパシー医療の弊害

もちろん、このプロレスラーの話は例外的な症例かもしれません。

しかし、多くの場合は死ななくても、たいていは認知症に向かいます。

降圧剤は、ただただ血流を悪くして血圧を下げている薬だからです。

それゆえ、認知症か、パーキンソン病か、狭心症か、脳梗塞になりやすいのです。

フィンランドの調査では、「降圧剤を飲んでいる群」と「飲んでいない群」を比較した場合、「飲んでいる群」の狭心症で亡くなる人の数が圧倒的に多いことがわかっています。

東海大名誉教授の大槻陽一氏による、福島県郡山市での統計も参考になります。

1992年から2000年までの8年間、郡山市の4000人を対象に、「降圧剤を飲んだ群」と「飲まない群」を比較した調査です。

その結果、「飲んだ群」は「飲まない群」に比して2倍、脳梗塞になっていた、と発表しました。


たしかに血圧が高いのは、体にとってよい状態とは言えません。

血液や血管の状態が悪くなっており、さまざまな病気を引き起こします。

「だから、血圧を下げる薬を飲もう」。

その理屈はわかりますが、それは典型的な対症療法です。

なぜ血液や血管の状態が悪くなったのか？　という根本原因は診ていません。


でも、これは医師が悪いのでしょうか？

そうとは言い切れない、と私は考えています。

医師は目の前に苦しんでいる患者さんがいれば、それを助けようとします。

血圧が高ければ、それを下げるために対策をとる。これは当然の行為です。

そして、降圧剤を飲んだ結果、狭心症や脳梗塞を起こしてしまう。
あるいは、将来の認知症やパーキンソン病につながっていく。
ここまでは、西洋のアロパシー医療は考えていないのです。
救急病や急性病にはめっぽう力を発揮するが、慢性病にはからっきし弱い――。
つまり、これがアロパシー医療の限界なのです。

こうした事実を多くの人は知りません。
もったいないことだ、と私は悲しくなります。
断食をしっかりやれば、血圧は嫌でも下がるのに。
断食とヴィーガンで、ほとんどの症状は回復できるのに。
そもそもこの本で書いたようなことを実践すれば、病気にならないのに。
認知症にならず、健康のまま、長寿をまっとうすることができるのに……。

野生のライオンは食べつづけない

むずかしい話がつづいたので、ちょっと肩の凝らない話をしてみます。
日本のとある動物園では、飼育しているライオンが短命なので困っていました。

そこで、アフリカの草原に棲む野生のライオンの生態を調べてみることにしました。

すると、とんでもない事実に気がついたのです。

なんと、野生のライオンは、一度キリンやシマウマを食べたら、7日間は絶食（断食）をしているのでした。


「ライオンが短命だ」と困っているその動物園では、毎日、エサを与えていました。

だから短命なのだ！　と動物園の人は気づきました。

そこで、その動物園では、野生のライオンに見倣ってみることにしました。

「一度エサを与えたら7日間は断食させ、8日目に餌を与えること」

これをくり返してみました。

すると、動物園のライオンはとても長命になったのです。


これはライオンの例ですが、人間も毎日毎日3度ずつの食事は食べすぎの気がします。

ライオンのようなサイクルは無理としても、

・7日間に1日の断食
・30日間で3日間の断食

などを行ったらよいと思えてなりません。

このどちらかをやったら驚くほど健康になることは間違いないからです。

肉を食べないと元気が出ない？

「肉を食べないと元気が出ない」と言う人がいますが、本当でしょうか？

もしそれが本当なら、人類はとうの昔に衰退していたと思います。

なぜなら、人間がここまで多くの肉を食べるようになったのは、わずか百年余りのことだからです。

20世紀末までは、欧米でもそれほど多くの肉を食べてはいませんでした。

穀物や野菜、果物が食の中心だったのです。

転機になったのは19世紀の後半です。「近代栄養学の父」と言われるドイツの生理学者カール・フォン・フォイト博士が肉食を奨励したのがきっかけです。

新たに発見されたたんぱく質が大いに注目されました。そしてフォイト博士らは、人間の体重のおよそ20％を占めるたんぱく質こそが、もっとも重要な栄養素と考えたのです。

フォイト博士は動物性たんぱく質（肉）を礼賛し、学会に大きな影響を与えました。

その結果、20世紀は「肉の時代」となりました。欧米では動物性たんぱく質の摂取量が爆発的に増えていったのです。

そして、それと合わせるかのように、心臓病やがん、脳卒中が増えていったのです。

たしかに、たんぱく質は人間の体には欠かせない栄養素です。

しかし現代人は、動物性たんぱく質を明らかに摂りすぎています。

いまさら補給する必要などありません。

むしろ過剰摂取は、不足以上に体に悪い影響を与えます。

これは、近年まで知られていなかった食の事実なのです。

そもそも人間は、本来、肉食動物ではありません。

歯型を見ればそれは一目瞭然です。

肉食動物の歯は、奥歯までもがするどく尖り、ギザギザのハサミのような構造になっています。肉を引き裂き、咬み切るようにできた歯です。

いっぽう人間の歯は、奥には臼のような「臼歯」があり、前には平たい「門歯」があります。これは前の歯では食物をガブリと噛んだりちぎったりし、奥の歯では咬み潰したり、すり潰したりするのに適している形です。

つまり野菜や果物、穀物を中心にした「植物系雑食動物」というわけです。

肉を食べなくても元気な動物はいくらでもいます。

たとえば、牧草を食べる牛は筋肉隆々で、力も強いでしょう。

では、人間に近いゴリラやチンパンジーはどうでしょうか？

類人猿は果物や野菜などの植物を食べていますが、いたって元気に活動します。

それどころか、人間とは比較にならないほどのパワーやスタミナをもっています。

つまり、「肉を食べないと元気が出ない」とか「肉を食べないと筋肉ができない」というのは、「近代栄養学が生んだ思い込み」と言えるでしょう。

そして、この誤った知識が、現代にとんでもない病気を増やしてしまったのです。

間違いは正せばよい

しかし、そのまま破滅の道を突っ走らないのも、人類のすごいところです。

１９７５年、がんが増加の一途をたどっていたアメリカでは、大統領の指示によってがんの原因を追究する一大プロジェクトが立ち上がりました。

当時のアメリカでは、「がん撲滅」を掲げ、莫大な予算を費やして薬の開発をしているのに、

がん は減るどころか増える一方だったのです。

「根本的なところに問題があるのではないか?」と考えたフォード大統領の提言を受け、徹底的な調査が行われました。

調査の責任者はジョージ・マクガバン氏。世界中から3000名を超える医学者や栄養学者、研究者を集め、過去150年間の資料をもとに、調査と考察が行われました。

そうして2年をかけて出来上がった報告書に、アメリカ議会は騒然となりました。

「こんなものを出したら世間はひっくり返る」と、さんざんな横やりが入ったのです。

しかし、マクガバン氏はそうした声をはねのけ、報告書を世に出します。

それが「マクガバン報告」と呼ばれるものです。1977年のことです。

5000ページにも及ぶ報告書の要旨は次のようなものでした。

・がん、心臓病、脳卒中など、主要な死因となる病気の原因は、間違った食事である。
・つまり病気は「食源病」である。
・とくに高たんぱく質、高脂肪に偏る肉食中心の生活が間違っている。

・先進国ほど、不自然でひどい食事を摂っている。
・アメリカ人は野菜の摂取が少なすぎる。
・アメリカ人は加工食品の多食により、ビタミン、ミネラル、食物繊維が不足している。
・アメリカ人は砂糖を摂りすぎている。
・薬（西洋薬）では病気は治らない。

マクガバン報告には、結論的に次のようなことが書かれていました。

・薬や手術に頼りすぎの医学を、健康との関係に留意した医学につくり換える必要がある。
・病気を治したり病気に負けない根本は、体がもっている本来の修復力（免疫力）である。

賞賛されるべき報告書ですが、この後マクガバン氏は不遇の人生を送ります。「反対勢力」が現われ、それを打ち消そうとするのは世の常だからです。

本書の趣旨とは外れるので詳しくは書きません。しかし、この報告によって打撃を受ける業界やその利権にあずかる人々が、あの手この手で巻き返しをはかることは、賢明な読者なら想像できると思います。

真実は眠らない

真実は眠らないのも世の常です。

その数年後、「マクガバン報告の『食源病』という結論は中国で証明されるか」をテーマに、史上最大の疫学調査が開始されました。

コーネル大学のT・コリン・キャンベル教授が呼びかけ、オックスフォード大学、中国医療科学研究院、中国衛生部などが合同で調査をはじめたのです。

このプロジェクトでは、中国での大規模な疫学調査と、ネズミによる実験が中心となりました。実質7年をかけて行われた調査は「チャイナ・ヘルス・スタディ」という報告書にまとめられ、1994年に発表されました。

それは「マクガバン報告」を100％後押しする内容であり、さらに次のような結論がつけられていました。

- **プラントフードベース（植物性食品中心）のホールフード（未精白、未加工の全体食）で構成された食事を摂ると健康になる。**
- **ローフード（生食中心）のプラントフードがベスト。**

つまり、生野菜や果物を食べると健康になる、ということです。
本書で言っていることと、まったく同じことなのです。

もちろん、例によって多大な非難や中傷、横やりが入りましたが、世界の賢明な人々は、「食の真実」に気づき、動き出しました。

その膨大なレポートを日本語に翻訳してくださったのが、本書でも何度か紹介させていただいた管理栄養学博士の松田麻美子先生です。

その勇気とご苦労に、心より敬意を表したいと思います。松田先生とは、近く共著を出版する予定です。本書では書ききれなかった「食の真実」の話も盛り込みますので、楽しみにお待ちいただきたく存じます。

真の健康を目指す医療

「マクガバン報告」や「チャイナ・ヘルス・スタディ」は確実に世界を動かしました。
前述したように、ナチュラル・ハイジーンの考えや実践に感銘を受け、医療の現場にそれが反映されるようになったことは、その一例です。
また、アメリカでは牛乳や砂糖が敬遠されているのも、その影響でしょう。

なによりあのアメリカで肉食が減り、野菜や果物の消費量が増えているのです。

動物性食品をいっさい摂らないヴィーガン（完全菜食）の人が急増しているのです。

「知らぬは日本ばかりなり」といったところでしょうか。


ここでもう一度、病気や認知症にならず、健康で長生きするための確実な方法をお伝えしておきましょう。

- **生野菜や果物など植物性の食物を中心とすること。**
- **少食を守ること。**

これが健康へのいちばんの近道です。

現に私が病気の患者さんに実践する食療法は、「断食とヴィーガン（完全菜食）」です。

断食の方法や、どんな食物をどれくらい食べるかは、患者さんの病気や病状によって変えていますが、ほとんどの病気は、それで治ってしまいます。

断食によって、内臓だけでなく全身の細胞レベルで悪いものを排出し、そのうえで体の機能を高める食事（植物中心）をする。

これが「真の健康法」なのです。

この療法で病気が治るのですから、健康な人がそれをやれば、さまざまな病気を遠ざけることができます。もちろん、認知症もそのひとつです。

その結果、寝たきりなどにならず、最後まで元気で、長寿をまっとうできる体になるというわけです。

その九

新型コロナから見えてきた健康の真実

新型コロナウイルスで命を落とされた数万人の方には、
心からの哀悼の意を表したいと思います。
また苦しい思いをされた数百万人の感染者の方にもお見舞いを申し上げたい。
医学に突きつけられた課題は多く、最後に少し考えてみたいと思います。

コロナウイルスにかかりやすい人、かかりにくい人の違い

中国で発生したとされる新型コロナウイルス（以下、コロナと表記します）。

しかし発生国の中国をはじめ、アジアでの死者は比較的少ないのが現状です。

いっぽう欧米、とくにアメリカやイタリアでは万単位の死者が出ており、驚くばかりです。

新聞などの報道では、ニューヨーク市では黒人やヒスパニックの死亡率が白人の２倍になると言います。同市のクオモ知事は、次のようにコメントしています。

「もっとも貧しい人々が、常にもっとも高い代償を払っているようだ」

たしかに調べてみると、富裕層のセレブは、まったく死んでないのです。

というより、感染すらしていない人が多くいます。

その差はなんなのでしょう?

住環境や医療制度の差などもありますが、やはり大きいのは「食べ物の差」だと、私は考えています。

黒人やヒスパニック、あるいは白人もそうですが、貧しい人たちは、常に肉中心の生活をしています。意外ですが、アメリカでは肉は安いからです。

スーパーマーケットでは野菜が1つ数ドルしますが、ファストフード店では1ドル出せばハンバーガーやホットドッグが買えて、空腹を満たせるのです。

欧米のセレブたちがこぞってヴィーガンになったのは、前述したような「健康には植物性食物はよく、動物性たんぱく質は悪い」という情報が浸透したからでもありますが、やはり経済的に余裕があるからなのです。

そして、コロナは残酷にも、この現実を白日の下にさらしたと言えるでしょう。

貧しく、安価な肉を食べつづけている人は、コロナにかかりやすく、死にやすい。

いっぽう、野菜、豆、果物、芋、雑穀パンなど、植物性食品を中心に食べている富裕層のセレブたちは、コロナにかかりにくく、死ににくい。

肉食の人がコロナにやられ、菜食の人がやられなかったのは、なぜでしょう?

それは1にも2にも「腸管免疫力」の差だと言えます。

腸管には免疫の60~80%が集中しているからです。

腸管免疫のエースはNK細胞です(101ページ参照)。

このNK細胞はがん細胞などの異分子も殺しますが、同時にウイルスや細菌なども殺すすぐれものの免疫細胞です。

植物性食品を常食する人の腸では、腸管免疫が活性化しており、NK細胞も活発に働いています。その結果、人体に侵入してきたコロナを撃退することができたのです。

しかし、肉食を常とする人の腸では腐敗が起こって腸管免疫が不活性化しており、コロナを撃退できなく、野放しに増殖させてしまった、ということが考えられます。

コロナによって炎症が拡大してしまう

今回のコロナが発生した当初は「新型肺炎」という言い方もされておりました。

しかし感染が広がっていくなかで、コロナは肺炎だけでなくさまざまな病気を引き起こすことがわかってきました。

心筋梗塞や脳梗塞など、血管を襲われる人も増えてきたのです。

また、初期症状として、臭いや味がわからない人が多数いることも判明しました。

つまり、肺炎はひとつの炎症場所であり、それが肺に起こるとは限らないわけです。

逆に言えば、全身のあらゆる場所で炎症が起こる可能性があるということです。


これまでくり返し述べましたが、過食傾向にある人や、肉食中心の人、甘い物ばかり食べている人、たばこを吸う人、お酒を多量に飲まれる人などは、体のあちこちで軽い炎症が起きているような状態です。

たとえるなら、火事に至っていないボヤです。

ふだんならなんとか耐えられるのですが、ここにコロナが入ってくるとどうなるか？

それはまさに、種火に油を注ぐようなもので、大炎上してしまうことがあるのです。

コロナの真実

アメリカで食療法を中心に活躍されている松田麻美子先生と私はひんぱんに連絡を取っておりますが、今回のコロナについても意見を交換しました。

松田先生のメールの一部を紹介させていただきます。

「鶴見先生　ご無沙汰いたしております。
岡江さんにしても志村さんにしても、
放射線治療や薬という「現代医学が生み出した悪魔」のせいで、
全身の代謝システムが混乱させられ、
体に本来備わっているヒーリングパワーが妨げられ、
命を落としてしまわれたと言わざるを得ませんよね。
お二人とも現代医学の犠牲者であることを
もっともっと多くの人が知るべきだと思います。

新型コロナウイルスは、これまでに存在するインフルエンザ同様、
それほど重大な病気ではないにもかかわらず、
長年の誤った食生活の結果、さまざまな慢性の病気を抱えている人が多いために感染者を増加させ、さらに薬による治療のために重症化させ、医療過誤のために死者を増やしてしまっていると、私は思います。

血圧、血糖値、脂質異常（高コレステロール値&高中性脂肪値）、腹部肥満などを総称する「メタボ」の人、糖尿病、心臓血管疾患、呼吸器疾患、がん、自己免疫疾患、アルツハイマー病、パーキンソン病などの持病がある人、そしてそのための薬を常用している人、がん治療で放射線や抗がん剤治療を受けてきたために、免疫力がきわめて低下している人などは、とても感染リスクや死亡が高いです。

イタリアやニューヨークの例を見ると、新型コロナウイルスで亡くなった人の95〜99％はこうした慢性の基礎疾患があった人々です。

結局、彼らの免疫力は大幅に低下しているということです。

そして、慢性の基礎疾患は長年の誤った食習慣の結果にほかなりません。

言い換えれば、新型コロナウイルスで亡くなる最大のリスク要因は「誤った食習慣」による慢性の基礎疾患です。

（中略）

新型コロナウイルスの治療薬の開発とその公認を「今は遅し」と待っているよりも、食生活を変えることのほうがずっと確実で即効性があるということを医学界も政府も気づいていないのが現状です。

どんな病気もそうですが
「病気は薬が治すもの」という誤ったメンタリティーを変えていかない限り、
人類が健康長寿をエンジョイするのは難しい時代です。
(中略)
体の複雑な代謝のメカニズムを薬で操作することなどできません。
長年の間、自然と調和して生きてきた人類は、
その創造主が意図する体にとってふさわしい食べ物を食べているときにこそ
体の代謝システム、酵素システム、そして免疫システムほか、ありとあらゆる機能が最適化されます。

ヒポクラテスが教えた「食べ物は薬である」ということを、
現代社会に生きる人々が学ぶのはいつのことでしょうか」

松田先生の仰ることはその通りであり、私もまったく同じ考えです。
日本でも岡江久美子さんの死は免疫が落ちていたからだと報じられました。
ところが、日本医師会は、

「放射線治療は免疫を落とさない」

と発表しました。しかし、もはや世間のほうが先を行っているようで、医師会のコメントは無視されたかたちになっています。

ある医師は、こう仰っておられました。

「放射線は絶対に肺に当ててはならない。なぜなら、肺がもっとも放射線に弱いからだ」

さて、松田先生からは、後日、次のようなメールも届きました。

キャンベル博士が、医師をしている友人と交わしたメールで、その医師が、抗ウイルス薬に関して、次のようにコメントしたそうです。

あるウイルスで有効であったものが別のウイルスでも有効であると想定することは、容認できない科学的な推測です。

それと同様に、タミフルやほかの従来の抗ウイルス薬は、コロナウイルスに対して使用できません。

タミフルのような薬は、インフルエンザウイルスに作用するように設計されているからです（インフルエンザウイルスは、コロナウイルスとは異なる表面酵素をもつ、別のウイルス・エンティティなのです）。※エンティティ＝実体、存在

こうした抗ウイルス薬が公式に、そして盛んに使われるようになると、岡江さんや志村さんのような犠牲者がさらに出てくるのでは、と危惧しています。

スペイン風邪では断食が活躍

今回の新型コロナウイルスと比較されるのがスペイン風邪でしょう。

１９１８年にインフルエンザが世界的に超大流行、後にスペイン風邪と言われるようになるこのウイルス（ＨＩＮ1インフルエンザウイルス）は、世界中で４５００万人もの命を奪いました。当時、世界の人口は18億人ですので、その脅威のほどがわかります。

私はここで感染症の歴史を話したいのではありません。

１００年前のスペイン風邪ですが、じつはここから学ぶべき話があり、それを紹介した

いと思ったのです（この話も松田麻美子先生からの情報が大きく盛り込まれています）。

スペイン風邪が猛威を振るっていたとき、アメリカのあるグループが注目されました。「感染しても、患者が悪化しないグループがある」と、新聞も大きく取り上げたのです。アメリカのミネソタ州ハッチンソンにあった「セブンスデーアドベンティスト派の神学校の寄宿舎」。このグループでは、約90人が感染しましたが、肺炎に進行する人も悪化する人もなく、1人の死者も出ませんでした。

感染した90人を治療した医師は同神学校の卒業生で「ナチュラル・ハイジーン」に基づく「水療法」、つまり「水のみ断食」を施したのです。

病気の症状が出た人は、すぐさますべての活動を中止して床に就かせました。薬は与えず、水分補強と喉、胸、腹部への温湿布を施しただけ。

しかし、この「水のみ断食」を実施すると、どの患者も1～2日で熱は下がり、4～5日後には、全員が元気になってきたのです。

再発を防ぐために、それから3日間はベッドで休養させ、その後の食事は徹底的に少量のヴィーガン食にさせるなど、管理をしました。

その結果、90人すべてが2週間で完治したというのです。

その後も注意深く、悪いものを食べさせず、徹底したプラントフード（食物性食品）のヴィーガン食で生活させました。

すると、今度は誰もが若々しく健康的になり、活動的になったと言います。

ちなみに「悪いもの」とは、動物性食品と砂糖菓子のふたつです。

この事実は1918年12月17日付の『Northern Union Reaper』という新聞に掲載されました。同紙では、次のような言葉で絶賛しています。

「毎日、何千人もの人がこの病気で亡くなるというのに、この神学校の寄宿生たちの90人は誰一人として悪化せず、深刻な状態になる人もなく、死亡者も出なかった。これは注目すべき出来事だ」。

「ナチュラル・ハイジーン」を実践する医療者は、病気のときは、すぐさますべての活動を中止し、薬は使わず、完全に休養（Complete rest）するよう教えています。

「完全に休養」とは、日常の仕事や運動などの活動だけでなく、消化活動も含まれます。

つまり、食事は一切とらない「水のみ断食」です。

その理由は、ここまで読んできてくださったみなさんならおわかりでしょう。食事をとると、消化のために体の貴重なエネルギーや酵素が奪われ、体を回復させる活動が十分に行われなくなるからです。

スペイン風邪から100年。21世紀を迎え、科学がさらに進歩した現代において、最新の西洋医学はウイルスに対して十分に機能したのでしょうか。

私はそうではないと思います。

結果として見えてきたのは、ひとりひとりが健康であることの重要性でした。

日頃から、腸をよい状態にし、酵素のムダ遣いをなくし、増やすよう心がける。そして強い免疫力を発揮できる状態にしておく、という個人の健康力こそが、やはり最強の予防策なのです。

医療に頼るのではなく、自分の健康は自分で守る――。

コロナ禍を経験したいま、改めてその重要性に気づいたのではないでしょうか。

おわりに

私がいつも思うことは、人類の幸せです。
しかし、なかなか人類は安定しません。
たとえば今回のコロナウイルス禍も、未曾有の大不況をもたらしました。
それでも私は、いつもこう思っています。

「ドン底の下はない」と。

かならず上昇はするのです。そして進歩する。
コロナウイルス禍の後も、やはり、かならず、そうなると思います。
「健康面」も同様だと、私は思っています。

西洋医療は進歩しましたが、それは検査法や救急の対処法、特殊な治療に関してであり、予防や慢性疾患治療に関しては、相変わらずの薬対処であり、効を奏しているとは、とても思えません。

これからも医学は進歩するでしょう。

しかし、これまでとはベクトルが変わるはずです。

今後の医学は「真実の予防」に向けて進んでいく。

それはまさに「真実の栄養学」を医学に取り入れることでもあります。

さて、「寿命が延びた」「世界一だ」と言っても、呆けてしまっての長寿では、なんにもなりません。健康寿命が短いことは、日本の長寿のむなしさを物語っています。

今回の本は、まさに「本当の長寿に関しての本」となりました。

つまり「呆けずに、健康で、超長寿になれる本」です。

私は、それは十分に可能だと信じています。

できれば110歳まで呆けずに健康で長生きして、死ぬときは寝ているうちに逝ってしまうのが理想と考えます。

なぜなら、呆けてしまったら元も子もないからです。

呆けてしまったら、家族をはじめ周りに迷惑がかかります。経済的にも大変だし、生き甲斐もへったくれもありません。そんな「死んだも同然」の状態になるのは、きわめて悲しいことだと思うのです。


「生き生きと死ぬまで健康」は、昔から望まれたテーマでした。

実際「トンコロリ寺」は、いくつもあります。そのお寺に何度もお詣りしたら「トンとヒックリ返ってコロッと死ねる」からトンコロリ寺とあだ名がついたのです。

そのように「トンコロリ」は理想ですが、若死にでのトンコロリはよくありません。

やはり、長く生きたうえでコロッと死ぬのが理想でしょう。

それは可能なのです。

・食生活を正し、

・**西洋薬を飲まず、**
・**常に生き甲斐と希望をもち、**
・**ライフスタイルをよくする。**

こうした心がけをすれば十分可能です。


逆に、食生活がいい加減なら、長寿もトンコロリも無理です。

西洋の薬を飲みつづけていたら、予防になるどころか、むしろ呆けやすくなります。

夜食や間食、睡眠不足といったライフスタイルの乱れでも同様です。

こういう生活をつづけていたら、いくら寺や神社にお詣りしても、「呆けずに長寿」という願いが叶うことは、まずありません。

つまり「これだけしておけば大丈夫」という王道はないのです。


アメリカで「真実の栄養学」を牽引しているナチュラル・ハイジーンのグループの見解もまったく同じです。

ナチュラル・ハイジーンを日本に教えたヒューストン在住の栄養学博士・松田麻美子先

生は、次のように言っています。

「それひとつで治ったりよくなったりする薬など、あるはずがありません。もしあるとしたら、日々の食生活の改善とライフスタイルの改善と精神面の安定化しかありません」

今回の本は、呆けずに超長寿で生きるための集大成の本です。

ただひとつ、精神面の改善については言及しませんでしたが、それは人それぞれに、いろいろな考え方があるからです。

精神面の安定化は、「呆けずに長寿」を実現するために、きわめて大切な要素ですが、それは人それぞれが悟ればよいと思います。

コロナウイルスによって、みなさんの健康への意識にも変化が生じたかもしれません。しかし私は、コロナウイルスなど本当はたいしたウイルスでないと考えています。予防は可能ですし、万一感染しても、的確な食事治療をすれば簡単に治るからです。その「真の予防法」についても、ぜひ、本書に書かれたことを実践してみてください。

どうかこの本をしっかりお読みになり、元気と勇気を獲得してもらいたいと思います。

「こんなことで呆けないのか！」

「こんなことで健康になるのか！」

「こんなことで超長寿になるのか！」……。

なーんだ、簡単！　と思う人もいるとは思いますが、呆けない秘訣はそんなものなのです。

とにかく、みなさんには、呆けずに健康で超長寿になってほしい。そして、世の中に貢献してほしいと念願します。

鶴見隆史

令和2年6月

鶴見 隆史（つるみ たかふみ）
医療法人社団 森愛会　鶴見クリニック理事長
1948年石川県生まれ。
金沢医科大学卒業後、浜松医科大学で研修勤務。その後数ヶ所の病院に勤務したが西洋医学の限界を知る。様々な代替医療を追求していくうち酵素栄養学に出合い研究を開始、鶴見式免疫治療を確立。3～4時間かけ問診や検査・処置を行うため患者数は1日数人に限定。酵素栄養学に基づいたファスティングメニュー（半断食）の提案だけではなく、ホルミシス（微量放射線）を発する鉱石エネルギーベッド、鉱石サウナ、音響チェアでの物理療法。水素・ビタミンCなどの各種点滴。そして、独自に開発し質を高め続けているサプリメントの処方。これらの治療により末期がんや難病に対しても大きな改善をもたらしており、その治療を求める声は国内にとどまらない。
執筆活動も精力的に行い、治癒症例、栄養学、ダイエットレシピなど、そのジャンルは多岐に及ぶ。特に酵素栄養学に関する本は第一人者の著書としてロングセラーとなっている。
かざひの文庫からは『正しい玄米食、危ない玄米食』『新版　健康常識のウソに騙されず長生きするための88の知恵』『腸スッキリ！　細切り寒天健康法』を出版。

70歳《さい》でボケる人《ひと》、110歳《さい》まで元気《げんき》な人《ひと》
～酵素《こうそ》の力《ちから》で脳《のう》も身体《からだ》もこんなに変《か》わる！～

著者　鶴見隆史《つるみたかふみ》

2020年8月7日　初版発行

発行者　磐崎文彰
発行所　株式会社かざひの文庫
〒110-0002　東京都台東区上野桜木2-16-21
電話／FAX03（6322）3231
e-mail:company@kazahinobunko.com　http://www.kazahinobunko.com

発売元　太陽出版
〒113-0033　東京都文京区本郷4-1-14
電話03（3814）0471　FAX03（3814）2366
e-mail:info@taiyoshuppan.net　http://www.taiyoshuppan.net

印刷・製本　モリモト印刷
協力　BE-million
装丁　重原 隆
DTP　KM-Factory

ISBN978-4-86723-005-3